"高糖人" 的科学控糖读本

# 稳糖手册

SIBIONICS HANDBOOK OF DIABETES MANAGEMENT

洛 佩 ◎ 著

U0302124

科学技术文献出版社
SCIENTIFIC AND TECHNICAL DOCUMENTATION PRESS

·北京·

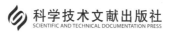

## 图书在版编目（CIP）数据

硅基稳糖手册 / 洛佩著. —北京：科学技术文献出版社，2022. 5
ISBN 978-7-5189-8776-4

Ⅰ. ①硅… Ⅱ. ①洛… Ⅲ. ①糖尿病—防治—手册 Ⅳ. ① R587.1-62

中国版本图书馆 CIP 数据核字（2022）第 048454 号

### 硅基稳糖手册

策划编辑：孔荣华　王黛君　责任编辑：吕海茹　责任校对：张　微　责任出版：张志平

| | | |
|---|---|---|
| 出　版　者 | 科学技术文献出版社 | |
| 地　　　址 | 北京市复兴路15号　　邮编　100038 | |
| 编　务　部 | （010）58882938，58882087（传真） | |
| 发　行　部 | （010）58882905，58882868（传真） | |
| 邮　购　部 | （010）58882873 | |
| 官 方 网 址 | www.stdp.com.cn | |
| 发　行　者 | 科学技术文献出版社发行　全国各地新华书店经销 | |
| 印　刷　者 | 北京虎彩文化传播有限公司 | |
| 版　　　次 | 2022 年 5 月第 1 版　2022 年 5 月第 1 次印刷 | |
| 开　　　本 | 880×1230　1/32 | |
| 字　　　数 | 184千 | |
| 印　　　张 | 9.25 | |
| 书　　　号 | ISBN 978-7-5189-8776-4 | |
| 定　　　价 | 58.00元 | |

# 前　言

笔者专注于糖尿病领域十余年，在北京、上海、深圳医院以及互联网医疗机构服务了数以万计的糖友，有颇多心得体会，希望分享给读者。

糖友在家中管理血糖与在医院中医生调糖有着天壤之别。住院时，糖友需进食糖尿病饮食、规律运动，即采用"控制变量法"，降糖药是唯一变量，医生制定初步降糖药方案，并根据每日血糖反馈，逐步调整出一套适合糖友的降糖药方案。院外日常生活中，糖友需要正常工作、学习、社交，饮食、运动难以定时定量，种类也丰富多彩。因此，糖友在院外控糖难度更大，需要掌握适合自己的控糖技能。

在对糖尿病及血糖的理解上，糖友及其家属尚存在较多误区。这些是造成心理压力的重要因素。若深入了解糖尿病并掌握控糖技能，有助于减轻焦虑和压力。很多人觉得糖尿病不疼不痒，"不是病"，等出现症状时往往已经发生并发症，后果严重。因此，使患者重视糖尿病血糖管理非常重要，通过筛查或体检及早发现血糖异常意义重大。若及早发现糖尿病或糖尿病前期并严格控制好血糖，可以最大限度避免心脏、大脑、肾脏、眼睛等部位发生并发症。

糖友没有症状并不代表血糖达标，只有通过血糖监测证实血糖在目标范围内，才能说明血糖控制良好。医生制定降糖方案不是看一眼糖友就知道哪种药好，进口药、贵的药未必一定好，适合自己的才是最好的。制定降糖方案如同裁缝"量体裁衣"，血糖监测是"量体"，方案制定是"裁衣"，是因人而异的，需要个体化。血糖监测结果也是验证降糖方案是否合适的"金标准"。

不少糖友认为血糖是一个"定值"，会特别在意血糖仪测得是否准确，纠结于空腹测血糖准还是餐后测血糖准。其实血糖像一个"天平"，一边是升糖砝码，如饮食、升糖激素；另一边是降糖砝码，如运动、降糖药、胰岛素。这些升糖、降糖砝码持续存在，且时刻变化，血糖就会波动变化。不管健康人还是糖友，进餐、情绪波动都会使血糖升高；使用降糖药、运动都会使血糖降低。区别是健康人、血糖控制达标的糖友血糖在较小的范围内波动；血糖控制欠佳的糖友血糖波动范围比较大。所以，测量血糖要覆盖多个时间点且注重变化趋势。血糖监测新技术实时动态血糖仪能满足连续多天24小时持续监测血糖波动变化，能发现指血糖监测遗漏的高血糖、低血糖，提供更全面真实的信息，且能实时查看血糖升降趋势，利于医生调糖及糖友控糖，给血糖管理带来变革，有望实现数字化精准医疗，提升血糖达标率，降低糖尿病并发症发生率及医疗支出。

希望本书可以帮助读者了解糖尿病知识并掌握控糖技能，在饮食、运动相对自由丰富的前提下，实现血糖平稳。

# 目　录

# 第一章

## 血糖监测知识

# 1. 什么是血糖?

血糖(blood glucose)是指血中的葡萄糖。正常情况下,血糖水平是在一定范围内波动的。血糖主要来源于肠道吸收、肝糖原分解和糖异生(gluconeogenesis)三个途径。糖异生是指由非碳水化合物转变成葡萄糖或糖原的过程。机体各组织器官可以摄取全身各处血管中的血糖用于氧化供能、合成糖原、转变成其他糖和非糖物质(脂肪或者氨基酸等)。

# 2. 血糖是怎么来的?

我们吃进肚子里的食物(碳水化合物、蛋白质、脂肪等),经过消化、吸收、新陈代谢作用,会转变成血液中的葡萄糖。

肝糖原是由许多葡萄糖分子聚合而成的物质。葡萄糖以糖原的形式储存于肝脏,当日常生活、工作、学习需要能量时,肝糖原会分解成葡萄糖以满足人体需求。

在需要时,身体强大的代谢系统可以把脂肪、蛋白质转化成葡萄糖。

# 3. 血糖的单位是什么?

血糖是一个很重要的健康指标,化验检查单中经常有"葡萄糖"这个指标,也就是静脉血糖。

血糖单位有毫克/分升(mg/dL)和毫摩尔/升(mmol/L)两种。两者换算为:$1mmol/L \times 18 = 1mg/dL$;$1mg/dL \div 18 = 1mmol/L$。

国外多数用 1mg/dL，国内多数用 mmol/L。

## 4. 健康人的血糖是多少？

血糖不是一成不变的，而是在一定范围内波动。一般情况下，人体在夜间、空腹、餐前血糖较低，餐后血糖较高；凌晨三四点血糖最低，但多不低于 3.3 mmol/L，之后随着体内升糖激素 [ 如生长激素、胰高血糖素、皮质醇、甲状腺素、儿茶酚胺（肾上腺素）等 ] 水平的升高，血糖也升高。如果坚持健康清淡饮食，吃家常便饭，正常人空腹血糖波动为 3.3 ～ 6.1 mmol/L；餐后半小时至 1 小时的血糖最高，但一般在 10.0 mmol/L 以下，最高不超过 11.1 mmol/L；餐后 2 小时血糖降至 7.8 mmol/L 以下，一般在 3.3 ～ 7.8 mmol/L。

## 5. 餐后 2 小时血糖都能降到 7.8 mmol/L 以下吗？

喝糖水或吃馒头查口服葡萄糖耐量试验（OGTT）时，因为糖水或馒头消化吸收快，一般 2 小时已消化吸收完，血糖就会降到 7.8 mmol/L 以下。

在日常生活中，清淡饮食后 2 小时血糖一般会降到 7.8 mmol/L 以下。而吃了高脂肪、高蛋白的食物后 2 小时一般很难消化吸收完，血糖不容易降下来，可能餐后 3 ～ 4 小时血糖仍高于 7.8 mmol/L，等胃肠道的食物逐渐消化吸收完，就会降到 7.8 mmol/L 以下。

自我血糖监测一般是测餐后 2 小时的血糖，从吃第一口饭算起，到下一次进餐前，这个时间段的血糖是一直波动变化的，用动态血糖仪能了解餐后血糖波动曲线，更全面真实

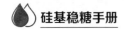

地反映餐后血糖的变化情况。

## 6. 血糖高一定是糖尿病吗？

血糖高可能有三种情况：

（1）糖尿病。

（2）糖尿病前期，就是血糖高于正常，但还没达到糖尿病诊断标准。

（3）应激性高血糖，血糖短期升高。比如，情绪剧烈波动时，或因急性感染、外伤、烧伤、手术、心脑血管等急症身体处于生病应激状态时，血糖都会升高。这类情况下，当心情、身体恢复后，血糖可以恢复正常。

想知道自己是不是糖尿病，要去医院做 OGTT 检查，由医生根据结果判断是否为糖尿病。

## 7. 空腹血糖正常可以排除糖尿病吗？

英国著名糖尿病前瞻性研究（UKPDS）显示，糖尿病患者（以下简称糖友）通常是餐后血糖的升高早于空腹血糖的升高。

我国某大型体检中心数据显示，单纯化验空腹血糖糖尿病筛出率为 5.8%，空腹血糖联合糖化血红蛋白糖尿病筛出率为 9.8%。单纯空腹血糖正常会漏诊很多糖尿病前期、2 型糖尿病早期，其中糖耐量减低、餐后血糖升高为主的人群的漏诊率较高。

血糖升高初期，人们几乎没有任何感觉，很难主动找医生开展早筛查、早干预。

# 8. 做 OGTT 需要注意什么？

OGTT 即口服葡萄糖耐量试验。该检查前 3 天可正常吃饭、运动，不用刻意控制。每天吃的碳水化合物不应低于 150 克；可能影响血糖的药如激素类药、避孕药、感冒药、降压药等，需咨询医生是否可以暂停几天。该检查进行前 8 ～ 10 小时内不能吃任何东西。

该检查建议早晨 7 ～ 9 时进行。受试者在空腹 8 ～ 10 小时后口服一份葡萄糖水（75 克无水葡萄糖粉溶于 300 毫升水中；如用含 1 个分子的葡萄糖，则将 82.5 克葡萄糖溶于 300 毫升水中）。儿童检查时糖水的服用量按照每千克体重 1.75 克计算，服用总量不超过 75 克。糖水需在 5 分钟之内服完。受试过程中，受试者不能喝茶及咖啡，不能吸烟，不要做剧烈运动，但也无须绝对卧床。口服糖水前，先测空腹血糖。然后从服糖水第 1 口开始计时，一般看 0.5 小时、1 小时、2 小时、3 小时 4 个时间点的血糖。抽血期间不要紧张、激动、生气，心情要平和。

# 9. 血糖多少可以诊断为糖尿病？

糖尿病的诊断需考虑 OGTT 的结果和症状等。

典型糖尿病症状（"三多一少"指多饮、多食、多尿、体重下降）加上空腹血糖 ≥ 7.0 mmol/L；或加上 OGTT 2 小时血糖 ≥ 11.1 mmol/L；或加上随机血糖（任意时间点）≥ 11.1 mmol/L；或加上糖化血红蛋白（HbA1c）≥ 6.5%。

无"三多一少"典型症状者，需改日复查。

## *10.* 血糖多少可以诊断为糖尿病前期？

2003 年美国糖尿病学会（ADA）将两种糖调节受损（impaired glucose regulation，IGR）统称为糖尿病前期，它包括糖耐量减低（impaired glucose tolerance，IGT）和空腹血糖受损（impaired fasting glucose，IFG），两者可单独或合并出现。世界卫生组织（WHO）与国际糖尿病联盟（IDF）公布：IFG 诊断标准为空腹血糖 ≥ 6.1 mmol/L 并 < 7.0 mmol/L，且 OGTT 2 小时血糖 < 7.8 mmol/L；IGT 诊断标准为空腹血糖正常，OGTT 2 小时血糖 ≥ 7.8 mmol/L 并 < 11.0 mmol/L。

## *11.* 尿糖阳性是糖尿病吗？

尿糖阳性提示血糖升高，但不一定是糖尿病。糖友尿糖 1 至 4 个加号，说明血糖控制得不好；健康人尿糖 1 至 4 个加号，要去医院做 OGTT 检查，看看是不是糖尿病。

一般尿糖和血糖的对应关系为：

（1）血糖 10.0 ～ 12.8 mmol/L 时，尿糖"＋"。

（2）血糖 12.8 ～ 15.5 mmol/L 时，尿糖"＋＋"。

（3）血糖 15.5 ～ 17.8 mmol/L 时，尿糖"＋＋＋"。

（4）血糖 > 17.8 mmol/L 时，尿糖"＋＋＋＋"。

## *12.* 为什么尿里有糖，血糖却不高？

当血糖浓度低于 8.88 mmol/L 时，肾小管细胞几乎可以把尿液中的葡萄糖全部重吸收，每天仅从尿中排出微量葡萄糖（32～90 毫克），一般葡萄糖定性试验无法检出。糖尿通常指每天尿中排出葡萄糖＞150 毫克。正常人血糖超过 8.9～10 mmol/L（160～180 mg/dL）时，可出现糖尿。因此，通常将这一血糖水平称为肾糖阈。并发肾脏病变时，肾糖阈升高，虽然血糖升高，但尿糖可为阴性。肾糖阈降低时，虽然血糖正常，尿糖可为阳性。

老年人及肾脏疾病患者，肾糖阈升高，血糖超过 10 mmol/L，甚至 13.9～16.7 mmol/L 时，仍然检测不出糖尿；相反，妊娠期妇女及一些肾小管或肾间质病变时，肾糖阈降低，血糖正常时也可以出现糖尿。

尿糖不作为糖尿病的诊断指标，一般仅用作糖尿病控制情况的监测和提示可能为糖尿病而需进一步进行检查的指标。尿糖的影响因素除考虑肾糖阈及某些还原物质的干扰外，还常受尿量和膀胱排空情况等因素的影响。

## 13. 自我血糖监测要测哪些时候的血糖？

通常建议测以下几个时间点的血糖：空腹、餐后 2 小时、餐前、睡前和凌晨 3 点。任意时间测的血糖称为随机血糖。

空腹血糖是指经过一夜睡眠（8 小时以上不吃任何东西），醒来后安静状态下测得的血糖。起床活动后，测得的结果实际是早餐前血糖。

注意，午餐和晚餐前的血糖不是空腹血糖，因为不符合 8 小时以上没吃任何东西的条件。

餐前血糖是进餐前半小时内的血糖。

餐后 2 小时血糖是从吃第一口饭算起，2 小时后的血糖。

## 14. 为什么要测血糖？

就像"量体裁衣"，裁缝想做出合身的衣服，需知道您的身高、体重、腰围等。而您试衣服需要照镜子，看是否合身。

测血糖的道理也一样，血糖监测同时充当尺子、镜子的职责，既是医生"量身定制"降糖药使用方案的依据，也反映出目前使用的降糖药方案是否合适。

## 15. 测血糖的方法有哪些？

动脉血、静脉血、毛细血管血和组织间液等都可以监测血糖。不同部位血液、组织间液的葡萄糖水平有 0 ～ 1.1 mmol/L 的差别，餐后血糖升高的快，波动比较大，这个偏差更明显。

测血糖常用的方法：抽血测量静脉血糖、血糖仪测指尖毛细血管的血糖、动态血糖仪监测组织间液的葡萄糖。下面来讲讲这三种方法：

（1）静脉血糖是金标准，准确性好，需要去医院由医护人员操作。

（2）血糖仪测指血糖简单、方便、好操作，适合糖友日常生活中自我监测血糖。

（3）动态血糖仪免扎手指，传感器敷贴在上臂或腹部，可以连续监测多天（3 ～ 14 天）血糖，是比较先进的血糖监测方法。

## 16. 测血糖前需要洗手消毒吗?

糖友测指尖血糖前一定要洗手,要用中性肥皂和温水清洗双手,研究显示:洗手可以有效去除病原微生物,温水洗手还有助于促进血液循环,更有利于采血。清洗后,应确保采血部位干燥后再扎手指采血,以避免影响测得的血糖值的准确性。

测血糖是有创伤的操作,因此扎手指之前必须先消毒。糖友可以选择75%酒精消毒,而且要等酒精干透后再测血糖,避免酒精稀释血液使测得的血糖值不准。不少糖友发现用碘酒或碘伏消毒后,测得的血糖值不准,这是因为消毒剂与试纸发生了反应,影响了血糖监测结果。

## 17. 哪些部位可以测血糖?

无名指、中指和小指的指尖两侧处适合采血,两侧神经较少,采血疼痛感小。拇指和食指尽量不要采血,因为生活中常用到这两个指头,易造成感染。

耳垂、手掌、上臂、前臂、大腿、小腿等部位也可以采血,但操作都不如手指方便。

建议糖友几个手指轮流采血,不要老在一个手指上采血,不要反复扎同一个地方,这样能让创口很快愈合,不会留下瘢痕或蜕皮。

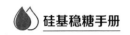 

## 18. 测血糖能挤压手指吗？

测血糖时不要挤压手指，因为挤压手指会挤出组织液，稀释血液，测出来的血糖可能会偏低、不准。

怕血不够的话，可以手臂下垂 10 ～ 15 秒，然后再采血。也可以慢慢由掌心向指尖方向揉搓按摩手指，使手指充血，这样不挤也可以保证有足够的血量。

秋冬季节外面冷，刚进屋时不要采血，寒冷会使血管收缩。建议在屋里暖和一会或用暖宝宝、热水袋焐热双手，等手指红润了再采血。

测完血糖，需按住采血部位 10 秒以上，以避免出现瘀点、瘀斑。

## 19. 测血糖用第一滴还是第二滴血？

《中国血糖监测临床应用指南（2015 版）》建议测血糖前需要清洁消毒后再穿刺指腹侧面或指尖检测血糖，但并未强调选择第一滴血还是第二滴血。

糖友洗手并用 75% 酒精消毒、晾干后穿刺手指采血测血糖时，初始自然溢出的血是第一滴血；用棉签拭去第一滴血后，手指下垂或从采血手指的根部向采血部位平行推压所溢出的血为第二滴血。

研究表明：血糖处于 10 ～ 20 mmol/L 时，第一滴血和第二滴血测得的血糖值和静脉血糖值无差别；而当血糖小于 10 mmol/L 时，第一滴血测得的血糖值更接近实际血糖值；当血糖大于 20 mmol/L 时，第二滴血测得的血糖值更准确。

## 20. 采血针、采血笔能重复使用吗？

采血针都是一次性的，不可重复使用。

有的糖友觉得是自己用，一个采血针会反复用几次。这种做法不可取。首先，采血针用过一次后，针尖不锋利了，再用会增加疼痛感。其次，使用过的采血针容易污染，再扎可能会引起细菌、病毒感染。

糖友采完血后，采血针应放在硬质的容器内，定期处置，不要丢在生活垃圾里，避免扎伤自己或他人。

换针头的采血笔，使用后只需丢弃针头。如果是简易采血针，使用后需全部丢弃。不管是采血针还是采血笔都不要和别人共用，夫妻之间也要各用各的，采血笔混用可能会感染经血液传播的疾病，如病毒性肝炎、艾滋病等。

## 21. 为什么糖友需要家用血糖仪？

糖友普遍对能降血糖的食品、产品感兴趣，对血糖监测却不是很重视。宣称有降糖作用的食物、用品、保健品、药物，究竟是否有效，血糖监测结果是最好的证据。不通过血糖结果验证，说有降糖作用或无糖的产品，不要轻易相信。

降糖药、科学饮食、运动都是控糖武器，就像一辆车，但是到达目的地离不开导航仪，而血糖监测就像"导航仪"，它告诉我们怎么吃、怎么运动、降糖药是否合适。所以，每个糖友家中都应配备血糖仪。

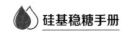

## 22. 血糖应该多久测一次？

目前医院和家庭多用血糖仪监测血糖。血糖仪一般用来测指血糖，需经常扎手指。口服降糖药的糖友每周需监测 4～7次血糖，使用胰岛素的糖友每天监测 2～4 次。但是血糖仪只能看一瞬间的血糖。瞬间血糖容易受运动、饮食、药物、情绪波动等诸多因素的影响，只能反映出一天中几个时间点的血糖情况，存在着一定的片面性。对血糖波动较大的糖友而言，这些瞬间血糖值不能为医生提供全面真实的调药依据，达不到精细化管理血糖的目的。

动态血糖仪通过传感器监测皮下组织间液的葡萄糖浓度，间接反映血糖水平，可以提供连续、全面、可靠的全天血糖波动曲线，帮助医生和糖友观察治疗方案是否合适、宣称有降糖作用的产品是否真的有效，满足精细化管理的需求。

## 23. 如何评估血糖仪的准确性？

国际标准化组织（International organization for standardization，ISO）等监管机构和组织已经认识到血糖仪准确性的重要性，出台了相应标准并倡导糖友选购达到最新 ISO 标准的血糖仪。

不管是糖友在家自己用血糖仪测血糖还是去医院抽静脉血测血糖，都是有一定误差的。我们需要从两方面评价血糖仪的准确性。

（1）准确性要求：是指在同一时间，采血者同一部位血样，血糖仪测试的全血结果和生化仪测试的血浆结果，比较两组数据的差值，如果误差在 ISO 制定的标准范围内，证明血糖仪的准确性符合标准。允许误差：①当血糖水平＜ 5.55 mmol/L 时，指尖血糖值与静脉血糖值的误差应该在 ± 0.83 mmol/L 范围内；②当血糖水平≥ 5.55 mmol/L 时，指尖血糖值与静脉血糖值的误差应在 ± 15% 范围内。

（2）精确性要求：血糖水平＜ 5.55 mmol/L，标准差＜ 0.42 mmol/L；血糖水平≥ 5.55 mmol/L，变异系数＜ 7.5%。

精准的血糖监测结果可为医生调整降糖药种类、剂量提供判断依据；有效地指导糖友调整饮食、运动，平稳控制血糖，预防低血糖的发生，降低并发症的发生风险。

# 24. 为什么体检光看空腹血糖不够？

空腹血糖指连续 8 小时没吃任何东西，早晨醒来平静状态下测得的血糖。体检时很多人只检查空腹血糖（实际上是早餐前血糖），认为空腹血糖受饮食、运动和药物的影响很小，检测结果比较准确，如果空腹血糖正常，那么自身的血糖就没有问题。

而实际上，糖尿病前期及糖尿病还包括了糖耐量减低和餐后血糖过高的情况。如果体检只查空腹血糖，可能漏诊糖耐量减低人群或以餐后血糖升高为主的 2 型糖友。我国的流行病学资料显示，仅查空腹血糖，糖尿病的漏诊率较高，理想的筛查是同时检测空腹血糖、OGTT 2 小时血糖和糖化血红蛋白，提高糖尿病的诊断率，让更多糖尿病前期，2 型糖尿病早期的人群知道自己血糖异常，需要控制饮食、适当运动，预防糖尿病或糖尿病并发症，做到早发现、早诊断、早治疗。

## 25. 空腹、餐后血糖哪个更重要？

空腹血糖和餐后血糖都是诊断糖尿病的指标，也是糖友血糖控制是否达标的评估指标。空腹血糖可以客观地反映基础胰岛素的分泌水平，在糖尿病早期，胰岛功能尚可的情况下，分泌的胰岛素可以使空腹血糖维持在正常水平；但是进食后因为胰岛素分泌不足，不能抵消食物的升糖效应，餐后血糖就会升高。研究显示，糖尿病早期，心血管疾病的发生率就已经明显增高。不少糖友在空腹血糖升高时才发现糖尿病，而此时，动脉粥样硬化性心血管疾病、微血管病变等并发症的致病因素可能都已形成一段时间了。严格控制餐后高血糖，有助于降低心血管并发症的发生。

空腹和餐后血糖都会影响糖化血红蛋白。糖化血红蛋白越接近于正常水平，餐后血糖对糖化血红蛋白的影响越大；糖化血红蛋白越高，空腹血糖对糖化血红蛋白的影响越大。只有控制好空腹血糖和餐后血糖，才能使糖化血红蛋白控制达标。

## 26. 餐后 1 小时、2 小时血糖哪个更重要？

2001 年在英国举行的国际糖尿病联盟专家共识研讨会的报告指出：尽管糖耐量减低是 2 型糖尿病的危险因素，仍有 40% 的人在得糖尿病 5 年前有正常的糖耐量。这提示单独测空腹血糖、餐后 2 小时血糖，在确定未来有糖尿病风险的人群中的作用是有限的。可能需要更精确的诊断指标对高危人群进行分层。一项对 1610 名受试者长达 7 ～ 8 年的前瞻性随访研究结论表明：①无论是否存在糖耐量减低，餐后1小时血糖比餐后2小时血糖能更好地预测未来得2型糖尿病的风险；②餐后1小时血糖高于8.6 mmol/L（155mg/dL）的人未来得2型糖尿病的风险较大。

## 27. 为什么新老糖友都要测餐后血糖？

一项59例新发2型糖友与86例健康人的研究中，两组人均接受动态血糖监测和OGTT检查，看空腹血糖和餐后血糖对整体血糖的贡献率。结果发现：新发糖友糖化血红蛋白越接近7%，餐后血糖对糖化贡献率更大，降糖策略以降低餐后血糖为主。

一项研究纳入290例未经胰岛素治疗的2型糖友，糖友平均"糖龄"10年左右，监测空腹血糖和三餐后2小时血糖，看餐后血糖对白天平均血糖的贡献率（%）。结果发现：糖龄较长的2型糖友，糖化血红蛋白越接近达标，餐后血糖的贡献率越大。

## 28. OGTT 2小时血糖和餐后2小时指血糖一样吗？

做OGTT时医院会让被测试者喝特制的糖水，2小时后抽血测静脉血糖。

糖水是简单的碳水化合物，升糖快，升糖持续时间短。这类食物吃完2小时后基本就能被人体消化吸收完，血糖就会降下来，如果2小时后血糖还高就提示该被测试者胰岛功能减退。

与 OGTT 不同的是，平时糖友在家会吃各种各样的食物，许多食物中除了含有碳水化合物之外，还含有很多脂肪和蛋白质。这类食物消化吸收慢，升糖持续时间长，餐后 2 小时，这些食物可能还在吸收，血糖可能还高于 7.8 mmol/L。不少人一看餐后 2 小时血糖高于 7.8 mmol/L 就会觉得自己的降糖药方案不合适。其实，这时应该等下一餐吃一些清淡的、低脂肪、低蛋白的食物后，再测测餐后 2 小时血糖，看血糖值是否还高。

## 29. 多数人空腹血糖高，是因为测错了

严格来讲，空腹血糖和早餐前血糖不一样，空腹血糖是连续 8 小时没吃任何东西，在早晨醒来平静状态下测出的血糖。下面列举一些会导致所测得的"空腹血糖"比实际血糖高的情况。

（1）闹铃叫醒，忽然从睡梦中惊醒，身体一下子从睡眠抑制状态变兴奋状态，血糖可能会升高一点。睡到自然醒所测的血糖比较准确。

（2）起床洗漱后，赶时间上班、上学、出行等活动可引起肾上腺素等升糖激素分泌，空腹血糖可能升高。

（3）早晨空腹开车，静坐不动、注意力集中，可能分泌升糖激素，升高血糖。

（4）睡不好、失眠可能引起空腹血糖升高。晚上睡得好，醒来后，身心舒畅，未进行任何活动时所测的血糖比较准。

（5）午餐和晚餐前的血糖不是空腹血糖，因为不符合

连续 8 小时以上没吃东西。

（6）半夜加餐了，清晨起床间隔不到 8 小时，不算空腹血糖。

（7）前一天晚上吃大餐、喝酒，蛋白质、脂肪、酒精量摄入多，一晚上（8 小时以上未吃东西）食物未必能消化吸收完，第二天清晨测的血糖往往不算严格意义上的空腹血糖。

（8）着急、紧张、生气等情绪波动可能引起升糖激素分泌，这些时候测的空腹血糖可能不准。

很多糖友认为的"空腹血糖"其实并不是真正意义上的空腹血糖，可能都是上面几种情况下所测的血糖。所以，糖友不要一看"空腹血糖"高了就着急，别怕，先多测几次标准空腹血糖看看。

## 30. 黎明现象是什么，发生的原因是什么?

黎明现象是指糖友夜间血糖控制良好，也没有低血糖反应，仅于黎明前后短时间内（3：00～8：00）出现高血糖的现象。其发生的原因是升糖激素在午夜后分泌增加，而致胰岛素分泌相对不足。人体内的升糖激素是 24 小时持续分泌的。一般凌晨 3：00 后，升糖激素分泌增多，3：00～8：00 是第一个升糖激素分泌高峰，升糖激素能促进肝糖原分解成葡萄糖供应能量，所以有升高血糖的作用。糖友因为胰岛素分泌相对不足，无法压制升糖激素的升糖效应，空腹血糖可能会升高，一般空腹血糖比凌晨 3：00 血糖升高超过 2 mmol/L 以上属于黎明现象。

黎明现象的发生机制目前仍不明确，多认为与胰岛 β 细胞功能异常、多种内分泌激素水平变化、昼夜节律、睡眠障碍等存在一定相关性。部分研究认为由于胰岛分泌功能受损以及胰高血糖素的过度分泌，使门静脉内胰高血糖素、胰岛素比值异常升高，不能有效抑制肝糖输出，从而加剧了空腹血糖升高，导致黎明现象的出现。

连续血糖监测（CGM）可以发现黎明现象，当血糖曲线出现如下波动（图1），夜间血糖曲线最低值高于3.9 mmol/L，清晨血糖自己升高，空腹发生高血糖，则提示发生黎明现象。

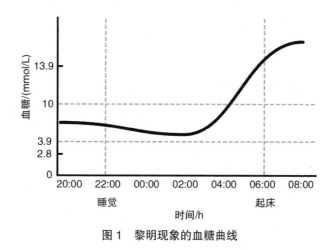

图1　黎明现象的血糖曲线

# 31. 哪些人容易发生黎明现象，发生率是多少？

黎明现象作为夜间和早餐前血糖波动的一种表现形式，1型和2型糖友均可发生，利用晨起血糖值差值或胰岛素需求量变化可判定。其发病率不同文献所报道的差异较大，1型糖尿病为 29%～91%，2型糖尿病为 6%～89.5%。

一项有关 2007—2009 年间全国多中心连续血糖监测研究的分析，纳入 781 例来自中国 6 个省份 11 个医院的志愿者，受试者分为糖耐量正常（NGT，n=360）者、糖调节受损（IGR，n=173）者和新诊断的 2 型糖尿病（T2 DM，n=248）患者三类，通过分析受试者连续血糖监测数据，统计"黎明现象"频率，得出：糖调节受损及 2 型糖友中，"黎明现象"亦常见，糖耐量正常组发生率为 8.9%，糖调节受损组发生率为 30.1%，2 型糖尿病组发生率为 52.4%。

306 例使用口服降糖药治疗的 2 型糖友，用连续血糖监测和自我血糖监测（SMBG）评估黎明现象的发生比例，得出：使用胰岛素增敏剂者发生率为 42.5%，使用胰岛素促泌剂者发生率为 31.5%，使用胰岛素增敏剂 + 胰岛素促泌剂者，发生率为 40.9%。中国 2 型糖友中，不论治疗方案如何，黎明现象均较为常见。

248 例 2 型糖友使用饮食控制或口服降糖药治疗 3 个月以上，使用连续血糖监测评估有无黎明现象，以及其对整体血糖控制状况的影响。采用配对比较，在整体人群以及每种治疗方案里匹配发生黎明现象和未发生黎明现象的人群，得出：整体人群及饮食控制组，伴黎明现象的人群的整体血糖水平均明显高于不伴黎明现象的人群。

## 32. 苏木杰现象是什么，发生的原因是什么？

苏木杰现象（Somogyi 效应），即低血糖发生在夜间（主要在夜间 0：00 ～ 3：00），由于处于睡眠期间而未检测到，未主动加餐，身体升糖激素分泌增加，从而在低血糖发生后，又出现高血糖的一种现象。苏木杰现象是常见的血糖调节不平衡现象。它表现为夜间低血糖和早餐前高血糖，这会直接引起糖友血糖控制不良，增加糖尿病并发症发生风险。

苏木杰现象是由于降糖因素（如运动锻炼、口服降糖药、打胰岛素）过量导致低血糖，机体产生负反馈调节，增加升糖激素分泌，使血糖显著升高。

低血糖后反跳性高血糖的反应，实际上是机体血糖平衡的自我调节，是一种自我保护机制。睡眠中，人体对低血糖的感知能力降低。夜间发生低血糖时，体内升糖激素分泌增加，促进糖原分解转化为葡萄糖，进入血液中升高血糖，防止发生低血糖昏迷。正常人胰岛 β 细胞功能正常，当血糖升高时，胰岛素分泌也会增加，可以保持血糖在正常水平。但糖友胰岛 β 细胞功能下降，胰岛素分泌不足，在这种情况下，上述"自我保护机制"很容易矫枉过正，使得血糖升高过度，出现苏木杰现象。

连续血糖监测可以发现苏木杰现象，当血糖曲线出现如下波动（图 2），夜间血糖曲线先降低，最低值低于 3.9 mmol/L，未加餐的情况下血糖又自己升高，空腹发生高血糖，则提示发生苏木杰现象。

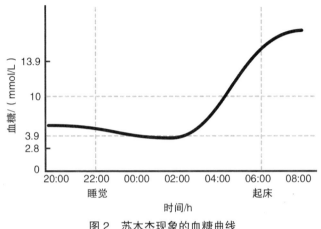

图2 苏木杰现象的血糖曲线

## 33. 哪些人容易发生苏木杰现象，发生率是多少？

苏木杰现象是低血糖后反跳性高血糖，夜间低血糖的人容易发生苏木杰现象，如使用胰岛素或胰岛素促泌剂的糖友。

空腹高血糖的原因中，黎明现象较苏木杰现象更为常见，平均54%的1型糖友会发生黎明现象，平均55%的2型糖友会发生黎明现象；12.6%的1型糖友会发生苏木杰现象。

## 34. 黎明现象和苏木杰现象有什么区别？应该怎么处理？

（1）表现形式：虽然都表现为早晨空腹血糖升高，但是黎明现象表现为凌晨3：00～8：00和早餐前高血糖，也就是"高后高"现象，无凌晨低血糖，也不存在低血糖后的高血糖反应；而苏木杰现象表现为夜间低血糖，早餐前高血

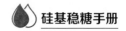 

糖，也就是"低后高"现象。

（2）发病机制：黎明现象是指糖友在黎明时分，由于激素分泌不平衡所引起的胰岛素分泌不足，从而导致的清晨高血糖状态；苏木杰现象是由于夜间发生低血糖，刺激体内胰岛素拮抗激素（如肾上腺素、胰高血糖素等）分泌增加，继而发生反跳性高血糖反应。

（3）处理方法：对于有黎明现象的糖友需要增加降糖药物的效应，使清晨空腹高血糖的现象得到控制。而对于有苏木杰现象的糖友应减少晚上降糖药物的效应，先解决夜间低血糖问题，进而减少低血糖后反跳性高血糖。

## 35. 空腹血糖高的几大最常见原因

（1）黎明现象。

（2）苏木杰现象。

（3）降糖药物作用不够。

如果糖友未按医生医嘱规律使用降糖药，或者降糖药物方案很久没有调整，已经不适合糖友目前的身体情况了，血糖就会整体偏高，既没有空腹血糖比夜间血糖明显升高，也没有半夜低血糖，清晨反弹高血糖；而是从早到晚，血糖一直很高。

## 36. 如何知道自己空腹血糖高的原因？

每个人空腹血糖高的原因不一定相同，大家想找出自己的空腹血糖为什么升高，可以通过以下方法：选取一天连续监测"睡觉前""凌晨3：00""第二天早晨起床时"3个时间点的血糖（表1）。因为每个人起床和睡觉时间不同，大家可以根据自己的起居作息时间测睡前血糖和第二天早上的空腹血糖。

表1　检测血糖的三个重要时间点

| 时间 | 睡前 | 凌晨3：00 | 早上空腹 |
|---|---|---|---|
| 血糖 | A | B | C |

（1）如果凌晨3：00血糖B不低，高于3.9 mmol/L，空腹血糖C比凌晨3：00的血糖B升高超过2 mmol/L，提示黎明现象。即：C-B大于2 mmol/L，B大于3.9 mmol/L。

（2）如果凌晨3：00发生低血糖，血糖B低于3.9 mmol/L，空腹血糖C明显升高，超过7 mmol/L，提示苏木杰现象。

（3）如果睡前血糖A，凌晨3：00血糖B，空腹血糖C均明显升高，高于7 mmol/L，提示降糖药效果弱或剂量偏小，降糖作用不足，血糖整体偏高。

较方便和精准的测这3个时间点的方法是佩戴实时动态血糖仪，能连续监测24小时的血糖，绘制出每日血糖曲线，不仅可以看到夜里有没有低血糖发生，还能帮助糖友了解自己空腹血糖高的原因。不少糖友两天之间的血糖变化比较大，即血糖变异性较大，光看一天血糖曲线代表性不足，需要看连续多天血糖曲线。

# 37. 黄昏现象是什么，发生的原因是什么？

黄昏现象是指糖友在下午血糖控制尚可且平稳，也无低血糖的情况，于黄昏时候出现高血糖的现象。

临床上出现糖尿病黄昏现象的患者并不少见，只是目前没有一个规范的诊断标准，因而未能引起人们足够的关注。通常认为晚餐前或睡前血糖高于餐后 2 小时血糖 1～2 mmol/L，为黄昏现象。也有些患者黄昏现象发生得较晚，表现为睡前高血糖。

"黄昏现象"的标志性指标是黄昏血糖差（δDG）即"晚餐前—午餐后"的血糖差值。鉴于目前没有公认的确切诊断值，我们通过研究统计认为：δDG ≥ 1.067 mmol/L，δDG 餐前（餐前黄昏血糖差）≥ 2.72 mmol/L，临床诊断"黄昏现象"较为合理。δDG 餐前即"晚餐前—午餐前"的血糖差值。而 δDG 餐后（餐后黄昏血糖差）≥ 1.267 mmol/L 为可疑临床"黄昏现象"。δDG 餐后即"晚餐后—午餐后"的血糖差值。

原因：黄昏现象和黎明现象的成因相同，升糖激素除了在 3：00～8：00 钟达到高峰，还会在 16：00～19：00 钟达到另一个高峰。糖友如果胰岛素分泌不足，不能有效地抵消升糖激素的升糖作用，容易出现黄昏现象。

机制：黄昏现象除了发生时间与黎明现象不同，其发生机制与黎明现象类似，都是与糖友体内的胰岛素和升糖激素在 24 小时内的节律性分泌不协调有关。

连续血糖监测有助于发现黄昏现象，当血糖曲线出现如下波动（图 3），黄昏时分未加餐的情况下，血糖曲线自己升高，晚餐前或睡前发生高血糖，则提示发生黄昏现象。

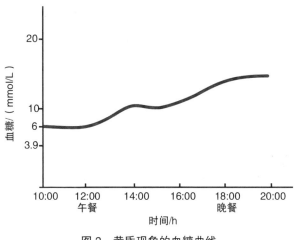

图 3 黄昏现象的血糖曲线

# 38. 哪些人容易发生黄昏现象？

并不是每个糖友都会发生黄昏现象，统计发现发生黄昏现象较多的人群类型常见的有：

（1）1 型糖友。

（2）肥胖、胰岛素抵抗严重者。

（3）抑郁症、肝硬化、肾上腺皮质功能亢进、反复发生低血糖反应者。

（4）急性心肌梗死、脑出血、大手术后应激反应明显者。

（5）糖尿病白内障手术后球结膜下注射地塞米松者等。

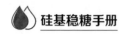 

## 39. 黎明现象和黄昏现象之间的区别

二者原因相同：黎明现象和黄昏现象发生的原因都是与胰岛素分泌不足，不能有效地抵消升糖激素的升糖作用。

二者机制相同：黎明现象和黄昏现象发生的机制是相同的，与糖友体内的胰岛素和升糖激素在 24 小时内的节律性分泌（图 4）不协调有关。

二者发生时间不同：黎明现象发生在 3：00 ～ 8：00，而黄昏现象发生在 16：00 ～ 19：00，也有的患者的"黄昏现象"发生较晚，表现为睡前血糖高于晚餐后 2 小时血糖。

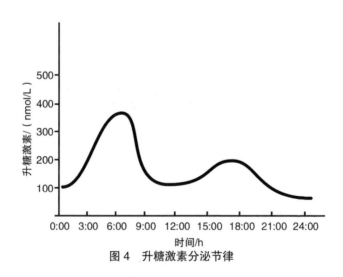

图 4　升糖激素分泌节律

## 40. 自我血糖监测的控制标准

糖友在家用传统血糖仪自我监测的控制标准为：

国内外指南中空腹血糖控制目标均为：< 7 mmol/L。

餐后血糖推荐控制目标略有差异：美国糖尿病学会及中华医学会糖尿病学分会（CDS）的指南为< 10 mmol/L；国际糖尿病联盟发布的指南为< 9 mmol/L。

任何时候血糖不低于 3.9 mmol/L。

## 41. 糖尿病诊断标准和糖友控糖标准不一样

大家注意不要把糖友控糖目标和糖尿病筛查诊断标准混淆了。糖友在家中日常自我血糖监测用血糖仪测量，可参照自我血糖监测的标准控制血糖；而可疑糖尿病人群想明确是否有糖尿病，必须去医院抽血测静脉血糖，参照世界卫生组织糖尿病诊断标准进行诊断。

## 42. 空腹血糖大于 5.6 mmol/L 算高，还是大于 6.1 mmol/L 算高？

为什么糖尿病前期的诊断标准中，关于空腹血糖，世界卫生组织公布的是大于 6.1 mmol/L，美国糖尿病学会公布的是大于 5.6 mmol/L 呢？

因为糖尿病前期包括两种：一种是空腹高血糖；另一种是餐后高血糖。有的人空腹血糖正常，餐后血糖高。空腹血糖在体检、医院常规检查时很容易查，但餐后血糖要做

OGTT 检查，一次大概一百多块钱，费钱又费时，可行性小。所以空腹血糖是一个简单易查的项目。

如果空腹血糖大于 6.1 mmol/L 才能诊断为糖尿病前期的话，漏诊的人会非常多；空腹血糖以大于 5.6 mmol/L 作为分界值则能筛出更多实际是糖尿病前期的人，减少漏诊，让更多的人及早开始重视和预防糖尿病。但是以空腹血糖预测 2 型糖尿病的发生率更好，餐后血糖预测并发症的发生率更好。空腹血糖大于 6.1 mmol/L 和未来心脑血管问题发生率的关系证据充分，而空腹血糖 5.6 ～ 6.1 mmol/L 和糖尿病并发症之间的关系的证据还不多。所以世界卫生组织坚持用空腹血糖大于 6.1 mmol/L 作为糖尿病前期的诊断标准。

## 43. 血糖低了会怎样？

轻度低血糖会使人心慌、出冷汗、面色苍白、浑身没劲、手抖、饥饿、头晕、四肢冰凉等；低血糖严重时可能会注意力不集中、头脑迟钝、话多、思维不清晰、答非所问、兴奋不安、躁动、神志恍惚、昏迷。

经常低血糖会影响大脑功能，引起性格改变，导致精神异常，如健忘、智力下降等。

## 44. 为什么低血糖有时没感觉？

低血糖有两种：血糖低于 3.9 mmol/L，同时感觉心慌、手抖、饥饿、出汗等，是有症状的低血糖；血糖低于 3.9 mmol/L，但自己没感觉的，是无症状的低血糖。

脆性糖尿病（不稳定型糖尿病）的糖友经常会低血糖，

久而久之，身体对低血糖耐受了，这类糖友血糖低了也没什么感觉，这是很危险的。这类糖友最好佩戴一个实时动态血糖仪，观察一下血糖变化规律，必要时找医生调整降糖方案，预防低血糖；实时动态血糖仪有高、低血糖报警功能，可降低低血糖发生率。

## 45. 心慌、饥饿、手抖一定是低血糖了吗？

不一定。低血糖或血糖快速下降时，都可能出现这些感觉。

有的糖友血糖一直很高，身体比较适应高血糖状态，在降糖治疗时，若血糖下降比较快，即使还不是低血糖的状态，也可能有心慌、饥饿、手抖、出冷汗的感觉。

## 46. 血糖多少是低血糖？

糖友血糖低于 3.9 mmol/L 时是低血糖。健康人血糖低于 2.8 mmol/L 时是低血糖。健康人有时血糖可能为 2.8～3.9 mmol/L，人体长时间没吃东西、大量运动后，身体会消耗很多葡萄糖，此时血糖会偏低。但因为健康人自我血糖调节机制良好，血糖偏低时胰高血糖素可快速分泌，会升高血糖，从而避免严重低血糖的风险。

自我血糖调节机制尚可的 2 型糖友一般不容易低血糖；1 型糖友容易低血糖。为了避免严重低血糖的风险，糖友的血糖必须控制在 3.9 mmol/L 以上。

健康人、糖尿病前期、已确诊的糖友，都可能有心慌、饥饿、手抖、出冷汗的感觉，想知道是不是发生低血糖，须

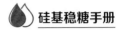

立即监测指血糖；或者佩戴实时动态血糖仪，连续监测 14 天血糖，可发现隐匿性低血糖。

## 47. 哪些人容易低血糖？

（1）1 型糖友，自身胰岛素、胰高血糖素调节能力不佳者。

（2）用胰岛素的糖友，在胰岛素剂量大于身体需要的剂量时，可能会低血糖。

（3）运动量大或不固定的糖友，运动消耗能量大时，容易低血糖。糖友运动量大时需要适当吃富含蛋白质的食物或喝运动饮料补充能量。

（4）2 型糖尿病早期或糖尿病前期者，由于胰岛素分泌和食物升糖不匹配，刚吃完饭时容易高血糖，空腹、餐前容易低血糖。

## 48. 预防低血糖和纠正低血糖的区别

血糖还没低，但有可能会低的时候加餐是预防低血糖；等血糖低了再加餐是纠正低血糖。

低血糖重在预防，偶然发生一次低血糖，一般和运动、饮食关系大，应优先调整生活行为；经常发生低血糖，一般和降糖药方案关系大，需咨询医生看是否需要调整用药方案。

糖友平时需多监测指血糖，频发低血糖的糖友最好佩戴实时动态血糖仪，血糖偏低或下降时应及时预防低血糖。

## 49. 糖友的治疗方式不同，低血糖的风险不同

糖尿病的治疗方式有：单纯饮食、运动控制，口服降糖药，注射胰岛素等。

用胰岛素的糖友最容易低血糖，不用任何降糖药的糖友低血糖风险较小。如打胰岛素的糖友血糖降至 4.4 mmol/L 时，须立即加餐预防低血糖，不用降糖药的糖友则可以先观察。

## 50. 不同时候的低血糖，纠正的方法不一样

糖友餐前低血糖要吃升糖快的食物纠正低血糖，然后正常打胰岛素或吃降糖药，再吃饭；餐后低血糖要吃升糖作用稍微持久一点的食物，防止还不到下一餐，就再次发生低血糖。

睡前、半夜发生低血糖，由于睡着后长时间不会吃东西，因此除了吃升糖快的食物纠正睡前低血糖，还要吃坚果类等升糖持久的食物预防夜间低血糖。

## 51. 升糖快的食物有哪些？

升糖较快、持续时间较短的食物，适合用来纠正低血糖。这类食物有：

（1）葡萄糖片、糖果。

（2）含糖饮料，如可乐、雪碧、果汁。

（3）蜂蜜、红糖、白糖。

（4）饼干、蛋糕、面包。

（5）葡萄、提子、西瓜、哈密瓜。

## 52. 哪些时候要吃升糖快的食物？

（1）糖友血糖已经低于 3.9 mmol/L。

（2）低血糖时，一般要一次吃 15 克碳水化合物来纠正。葡萄糖片一片 4～5 克，一般 3～4 片葡萄糖片约含 15 克碳水化合物。可乐每 100 毫升含碳水化合物 11.2 克，134 毫升可乐含碳水化合物 15 克。

（3）每个人每次纠正低血糖时，情况各异。用胰岛素的糖友，用多少胰岛素与需要加餐的量有关系，不是都按这个量吃，也不能吃一次就放心了，加餐完每隔 15 分钟要测一次血糖，戴动态血糖仪的糖友可每 5～10 分钟看一次血糖和指示箭头，看看血糖开始升高没，直到低血糖纠正。

## 53. 升糖慢而持久的食物有哪些？

升糖慢而持久的食物适合用来预防低血糖。这类食物有：

（1）五谷类：藜麦、全麦（全谷）面、荞麦面、通心粉、黑米、粟米、藕粉等。

（2）奶制品：低脂奶、脱脂奶、低脂乳酪、酸奶、豆浆等。

（3）坚果类：花生、瓜子、腰果、开心果、核桃等。

## 54. 低血糖的原因有哪些？

糖友若经常低血糖，尤其是每天同一时间点低血糖，如半夜，可能是当前胰岛素敏感性增加了，降糖药相对多了，您需要咨询医生看是否需要更换降糖药，或者调整降糖药的用量。

糖友偶尔发生低血糖，或者有时白天低血糖，有时晚上低血糖，时间不固定，可能是饮食和运动引起的，比如，糖友打了胰岛素但没吃饭，或者主食吃得少了，或者运动量太大了。

## 55. 如何预防低血糖？

糖友的一日三餐应尽量定时定量，规律用药，规律运动，这样才不容易低血糖。在家时要规律监测血糖或戴动态血糖仪，家中常备葡萄糖片，出门时要随身携带葡萄糖片。不要喝酒，尤其不能空肚子喝酒。不要自己认为血糖高就加药，每次打胰岛素前要看清楚剂量、种类，切不可误把速效胰岛素当成长效胰岛素注射，否则引发低血糖的风险非常大。

## 56. 测量糖化血红蛋白需要空腹吗？

糖化血红蛋白反映采血前最近 2～3 个月的平均血糖水平，是长期血糖控制总体状况的金标准，是医生判断新发糖友是否需要起始口服降糖药治疗，或采用胰岛素强化治疗的重要依据，也是医生判断糖友正在接受的降糖药治疗方案或胰岛素方案是否需要调整的重要依据。

糖化血红蛋白的检测无须空腹，可以任意时间采血，不受短期饮食、运动等生活方式变化的影响，不受当前正在接受降糖药治疗的影响。50% 的糖化血红蛋白值与过去 30

天内的平均血糖水平有关，40% 的糖化血红蛋白值与过去 31 ～ 90 天的平均血糖水平有关，10% 的糖化血红蛋白值与过去 91 ～ 120 天的平均血糖水平有关。

## 57. 糖化血红蛋白越低越好吗？

糖化血红蛋白是看 2 ～ 3 个月的平均血糖，正常值为 4% ～ 6%，糖化血红蛋白越高代表近期的平均血糖越高，但糖化血红蛋白并不是越低越好。

经常发生低血糖会拉低平均血糖水平，糖化血红蛋白也会低，血糖貌似很好，但低血糖风险很大。

糖友控制血糖光看糖化血红蛋白是不够的，还要看空腹、餐后、睡前、夜间血糖等。

实时动态血糖仪能随时随地监测血糖，更全面地观察连续多天的 24 小时血糖曲线，适合多数糖友在家监测血糖。

## 58. 糖化血红蛋白的控制目标

糖尿病前期（糖耐量减低和 / 或空腹血糖受损）、2 型糖尿病早期、妊娠期糖尿病，依靠饮食、运动、情绪调整，必要时加上药物，基本能把糖化血红蛋白控制在 4% ～ 6%。

老年糖友，患糖尿病时间长的 1 型糖友和 2 型糖友可以放宽控制目标，一般 70 岁以下的糖友糖化血红蛋白可以控制在 6.5% 以内；70 岁以上糖友可以控制在 7% 以内；1 型糖友尽量控制在 7% 以内。

# 参考文献

［1］葛均波，徐永健.内科学［M］.9版.北京：人民卫生出版社，2018：725-753.

［2］周春燕.生物化学与分子生物学［M］.北京：人民卫生出版社，2018：116-118.

［3］郭晓蕙.中国糖尿病患者胰岛素使用教育管理规范［M］.天津：天津科学技术出版社，2011：2-20.

［4］中华医学会糖尿病学分会.中国2型糖尿病防治指南（2013年版）［J］.中华糖尿病杂志，2014，6（7）：447-498.

［5］中华医学会糖尿病学分会.中国2型糖尿病防治指南（2017年版）［J］.中华糖尿病杂志，2018，10（1）：4-67.

［6］中华医学会糖尿病学分会.中国2型糖尿病防治指南（2020年版）［J］.中华糖尿病杂志，2021，13（4）：315-409.

［7］尤黎明，吴瑛.内科护理学［M］.6版.北京：人民卫生出版社，2017：568-588.

［8］王辰，王建安.内科学［M］.3版.北京：人民卫生出版社，2015：1074-1109.

［9］中华医学会糖尿病学分会.中国持续葡萄糖监测临床应用指南（2017年版）［J］.中华糖尿病杂志，2017，9（11）：667-675.

［10］李全民.挤手指滴血测血糖到底准不准［J］.家庭医学，2017（4）：1.

［11］中华医学会糖尿病学分会.中国血糖监测临床应用指南（2015年版）［J］.中华糖尿病杂志2015，10（7）：603-613.

［12］李全民.自测血糖，第一滴血能用吗［J］.家庭医学，2018（3）：1.

［13］American Diabetes Association. Standards of Medical Care in

Diabetes-2020［J/OL］. Diabetes Care, 2020, 43（Supplement 1）
S4-S6［2020-4-20］. https：//doi. org/10. 2337/dc20-Srev.

［14］王婧. 2 型糖尿病患者黎明现象影响因素分析［D/OL］. 济南：
山东大学, 2020［2021-5-3］. https：//d. wanfangdata. com. cn/
thesis/ChJUaGVzaXNOZXdTMjAyMTEyMDESCFkzNzYyMzkwGgh
5azh6NDVwdQ%3D%3D.

［15］任惠珠, 陈莉明, 郑妙艳, 等. 2 型糖尿病患者黎明现象与胰岛
α 和 β 细胞功能的关系［J］.中华糖尿病杂志, 2015, 7（06）：
367-371.

［16］MONNIER L, COLETTE C, DEJAGER S, et al. Magnitude of the
Dawn Phenomenon and Its Impact on the Overall Glucose Exposure
in Type 2 Diabetes： Is this of concern?［J/OL］. Diabetes Care,
2013, 36（12）：4057-4062［2020-5-4］. https：//doi.
org/10. 2337/dc12-2127.

［17］LI C, MA X, YIN J, et al. The Dawn Phenomenon across the
Glycemic Continuum： Implications for Defining Dysglycemia
［J/OL］. Diabetes Res Clin Pract, 2020, 166：108308
［2021-9-20］. https：//doi. org/10. 1016/j. diabres. 2020.
108308.

［18］PORCELLATI F, LUCIDI P, BOLLI G B, et al. Thirty Years of
Research on the Dawn Phenomenon： Lessons to Optimize Blood
Glucose Control in Diabetes［J/OL］. Diabetes Care, 2013, 36（12）：
3860-3862［2020-5-12］. https：//doi. org/10. 2337/dc13-2088.

［19］宁光. 内分泌学高级教程［M］.北京：人民军医出版社, 2011.
306-416.

［20］郭少敏, 陈宁, 穆沛红. 回顾式动态血糖监测在糖尿病患者黎

明现象和苏木杰现象诊断和治疗中的意义〔J〕.临床医学研究与实践，2020，5（10）：4.

〔21〕黄柯.糖尿病"苏木杰反应"与"黎明现象"〔J〕.环球中医药，2008（3）：51.

〔22〕RYBICKA M，KRYSIAK R，BOGUSAW OKOPIEŃ. The dawn phenomenon and the Somogyi effect-two phenomena of morning hyperglycaemia〔J/OL〕. Endokrynol Pol，2011，62（3）：276-284〔2020-5-20〕. https：//doi. org/10. 1007/s11428-010-0680-x.

〔23〕FRIER B M，HELLER S R，MCCRIMMON R J. Hypoglycaemia in Clinical Diabetes ‖ Neurological Sequelae of Hypoglycaemia〔J/OL〕. 2014：305-322〔2020-5-20〕. https：//doi. org/10. 1002/9781118695432. ch15.

〔24〕李长玉.如何认识和消除糖尿病的"黄昏现象"〔J〕.求医问药，2008（6）：2.

〔25〕杜斯娜、孙展展、李伟.1型糖尿病持续存在"黄昏现象"1例〔J〕.大连医科大学学报，2019，41（6）：4.

〔26〕李长玉、刘政江.奇怪的糖尿病"黄昏现象"〔J〕.保健医苑，2013（2）：48-48.

〔27〕ELLERI D，ALLEN J M，TAUSCHMANN M，et al. Feasibility of overnight closed-loop therapy in young children with type 1 diabetes aged 3-6 years： comparison between diluted and standard insulin strength〔J/OL〕. BMJ Open Diabetes Res Care. 2014，2（1）：e000040〔2020-5-27〕. https：//doi. org/10. 1136/bmjdrc-2014-000040.

〔28〕中华医学会内分泌学分会.中国糖尿病患者低血糖管理的专家

共识［J］. 中华内分泌代谢杂志，2012，28（8）：619-623.

［29］葛可佑，杨月欣. 中国营养科学全书［M］. 2 版. 北京：人民卫生出版社，2019：1810-1830.

［30］曹国芳，楼青青，杨丽黎. 洗手替代化学消毒剂作指测血糖皮肤准备的研究［J］. 中国实用护理杂志，2015，21（14）：49.

［31］全明希. 血糖测得准，准备工作要做好［J］. 糖尿病天地，2015（3）：20-21.

［32］王晓黎，李敏，单忠艳. 选择第一滴血还是第二滴血进行自我血糖监测［J］. 中华糖尿病杂志，2014，6（6）368-371.

［33］王煜非. 解读 ISO15197：2013 标准［J］. 中国糖尿病杂志，2014（12）：1149-1152.

［34］American Diabetes Association. Standards of Medical Care in Diabetes-2010［J/OL］. Diabetes Care，2010，33（Supplement 1）：S11-S61［2020-12-23］. https：//doi. org/10. 2337/dc10-S011.

［35］KARTER A J，ACKERSON L M，DARBINIAN J A，et al. Self-monitoring of blood glucose levels and glycemic control：the Northern California Kaiser Permanente Diabetes registry［J/OL］. American Journal of Medicine，2001，111（1）：1-9［2021-12-6］. https：//doi. org/10. 1016/s0002-9343（01）00742-2.

［36］王建华. 空腹血糖与餐后血糖孰轻孰重［J］. 心血管病防治知识，2009（1）：2.

［37］陈家伦，许曼音. 餐后高血糖与心血管病［J］. 中华内分泌代谢杂志，2006，22（增刊3）：1-6.

# 第二章

## 动态血糖知识

# 1. 糖友常见的四大误区

误区一：很多糖友认为得了糖尿病，只需要找医生开点药就可以了，不需要做糖尿病专科检查和监测指尖血糖。

这种想法是错误的。究其原因，这类患者一方面是因为怕疼；另一方面是觉得浪费钱。医保卡可报销的费用是有限的，做的检查多了，能开药的份额就小了，觉得开药比做检查更重要、更划算。

医生给糖友制定或调整口服降糖药和胰岛素方案需要以规律监测的每日空腹血糖、餐后2小时血糖及糖化血红蛋白为重要参考依据。血糖监测对于医生的作用，就好比导航对于司机的作用，血糖监测有助于医生帮糖友找到最适合自己的降糖药种类和剂量，可能用最少的药达到最理想的控糖效果。

误区二：不疼不痒就说明血糖控制得不错，不检测也能感觉到自己血糖大概是正常的。

糖尿病就像扁鹊说的"未病"，本身不疼不痒。长期处在高血糖状态的糖友，身体已经耐受，血糖很高时都不一定会有感觉。等自己感觉到明显不适，如四肢疼痛、麻木、发凉、皮肤瘙痒等，则提示已出现神经、血管方面的并发症。上医治未病，要想控制血糖，预防并发症的发生，就需要在家自我监测指尖血糖或使用家用版实时动态血糖仪测量多日连续血糖，血糖不达标时及时就医。

误区三：控制血糖只要不高就行，高了会得并发症。

这种想法是错误的。高血糖可致病，低血糖会致命。长期严重高血糖可能引起心脏、大脑、眼睛、肾脏等全身各器官的并发症；而低血糖如果不及时发现并纠正，可能会导致低血糖昏迷，有可能危及生命。所以对于糖友来说，血糖不仅怕高，而且更怕低，预防低血糖要始终放在第一位。

误区四：别人吃什么降糖药，我就吃什么降糖药。

这种想法是错误的。降糖药并非越贵越好，进口的也不一定比国产的效果好。不同降糖药的作用机制不同，不良反应不同，降糖效果也不尽相同。不管使用哪种降糖药，只要可以把血糖控制达标，不良反应小，能够预防并发症的发生，这种药物就是适合自己的，适合自己的才是最好的。

## 2. 糖友日常生活中有哪些"痛点"？

（1）测指血糖怕疼。

（2）害怕被别人看见测血糖，携带血糖仪不方便。

（3）一天测几次血糖很麻烦，浪费时间。

（4）看指血糖就像"盲人摸象"，不足以指导日常饮食、运动。

（5）无糖饮料、无糖食品很多，不知道是否真的无糖。

（6）要"管住嘴"，不敢吃，吃不饱。

（7）期望新药、新疗法治愈糖尿病。

（8）想知道自己的降糖方案是否合适。

（9）想知道如何让血糖平稳。

## 3. 动态血糖仪能解决糖友的哪些"痛点"？

（1）减少或免除扎手指的疼痛感，通过在上臂或腹部皮下植入微小软电极的传感器，监测组织间液葡萄糖水平，反映血糖。

（2）监测方便，保护隐私，传感器监测的血糖数据可以通过蓝牙传输到手机、手表或手环，随时随地可查看血糖数值、血糖变化曲线，了解血糖变化趋势。

（3）动态血糖仪有高血糖、低血糖报警、预警功能，可预防夜晚睡觉、运动锻炼时出现低血糖。

（4）监测结果全面可靠，一个时间点的指血糖代表不了一天的、近期的血糖状况。动态血糖仪可连续14天、每天24小时持续监测，能更加真实地反映血糖及血糖波动。

（5）动态血糖仪可为"量体裁衣""量身定制"提供依据，即监测数据可指导个体化饮食、运动。

（6）判断降糖方案是否合适，无糖食品是否真的不升糖。

（7）亲友、医生可以共享糖友的连续血糖监测数据，帮助实现远程监护，共同管理血糖。

## 4. 什么是动态血糖监测？

动态血糖监测是指通过葡萄糖感应器监测皮下组织间液的葡萄糖浓度来反映血糖水平的监测技术。可以提供连续、全面、可靠的全天血糖信息，了解血糖波动趋势，发现不易被传统监测方法所探测到的高血糖和低血糖。

使用动态血糖仪需要在上臂或腹部皮下植入一个传感器的微小软电极，传感器贴在皮肤表面；通过数据线、蓝牙或NFC技术把信号传输到显示终端，如电脑、手机、手环或其他显示器，最终将葡萄糖值呈现给用户。

# 5. 动态血糖仪有哪些种类?

（1）实时动态血糖仪（RT-CGM）：一般是使用蓝牙技术，实现数据实时传输到显示终端，用户可以第一时间看到自己的血糖值、变化趋势，以及在高血糖、低血糖时接收报警、预警提醒。

（2）回顾式动态血糖仪（blinded CGM）：用户在佩戴期间看不到自己的血糖值，佩戴结束后，通过电脑等导出报告来查看动态血糖图谱。

（3）扫描式葡萄糖监测系统：属于半回顾式动态血糖仪，一般应用 NFC 技术，通过定时扫描传感器获取近期葡萄糖值。这种动态血糖仪，若超过 8 小时忘记扫描，部分数据会丢失，也没有高血糖、低血糖报警、预警功能。

# 6. 回顾式动态血糖仪适合哪些人用?

（1）1 型糖友。

（2）需要胰岛素强化治疗（如每日 3 次以上皮下胰岛素注射治疗或胰岛素泵强化治疗）的 2 型糖友。

（3）在自我指血糖监测下使用降糖药治疗的 2 型糖友，仍出现下列情况之一者：

1）无法解释的严重低血糖或反复低血糖、无症状性低血糖、夜间低血糖。

2）无法解释的高血糖，特别是空腹高血糖。

3）血糖波动大。

4）出于对低血糖的恐惧，刻意保持高血糖状态。

（4）妊娠期糖尿病或糖尿病合并妊娠者。

（5）接受糖尿病教育的糖友，连续血糖监测可以帮助患者了解饮食、运动、饮酒、应激、睡眠、降糖药物等导致的血糖变化，可以促使糖友选择健康的生活方式，提高依从性，促进医生和糖友之间更有效地沟通。

（6）其他糖友如果需要，也可进行连续血糖监测以了解其血糖谱的特点及变化规律。

（7）其他特殊情况，如合并胃轻瘫的糖尿病、特殊类型糖尿病、伴有血糖变化的内分泌代谢病等患者，也可应用连续血糖监测来了解血糖变化的特征。

## 7. 实时动态血糖仪适合哪些人用？

（1）糖化血红蛋白＜7％的儿童和青少年1型糖友，使用实时动态血糖仪可辅助糖友控制糖化血红蛋白水平持续达标，且不增加低血糖发生风险。

（2）糖化血红蛋白≥7％的儿童和青少年1型糖友中，有能力每日使用和操作仪器者。

（3）有能力日常使用的成人1型糖友。

（4）非重症监护室使用胰岛素治疗的住院2型糖友，使用实时动态血糖仪可以减少血糖波动，使血糖更快、更平稳达标，同时不增加低血糖风险。

（5）围手术期的2型糖友，使用实时动态血糖仪可以帮助糖友更好地控制血糖。

# 8. 动态血糖仪有哪些用途？

（1）帮助糖友居家自我血糖监测与管理，调理自己的饮食、运动、情绪、压力等行为，血糖不好时及时找医生。

（2）糖尿病前期人群、曾经血糖高过的人群，用来调理自己日常生活中的饮食、运动，让血糖尽快恢复正常，若血糖一直偏高则需要进一步检查。

（3）帮助医生全面真实评估糖友的血糖，发现隐匿性高血糖、低血糖、血糖波动、黎明现象、苏木杰现象、黄昏现象等。

# 9. 血糖曲线比血糖值有哪些优势？

一个时间点的指血糖就像一张"照片"，即使每天测几个，也是"断片儿"的，"点"是"静止"的。实际上我们的血糖是一直变化的，一个时间点的血糖难以代表一天的、近期的血糖状况。

血糖曲线是每天 24 小时连续波动变化的，可以观察吃了东西后血糖何时开始升高，何时达到最高峰，何时降至正常；运动时血糖何时快速下降，何时有低血糖风险；情绪波动时，血糖怎么变化。血糖曲线就像看"电视剧"一样，全面、连续，是"动态"的。

不同人吃一样的食物，餐后血糖曲线不同，因为每个人的胃肠消化吸收食物的速度不同；同一个人吃不同的食物，餐后血糖曲线也不同，因为不同食物的碳水化合物、蛋白质、脂肪含量不同，升糖速度和幅度也不同。所以，餐后血糖曲

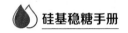

线比餐后 2 小时血糖更全面真实。

## 10. 为什么测一个时间点的血糖远远不够？

糖友经常问空腹血糖准还是餐后血糖准，其实单测某个点的血糖都是不够的，不少糖友空腹血糖和餐后血糖差别很大。

连续看多天每天 24 小时的血糖，才能知道日常生活中血糖怎么样，知道哪里高了，哪里低了；高了多久，低了多久；看连续几天的血糖，医生才知道哪里有问题，如血糖经常高提示可能是药物问题，血糖偶尔高一下提示可能是饮食、运动或精神因素问题。

## 11. 为什么说动态血糖监测可实现"量身定制"？

大家买的正装、礼服，多数是量身定制的。

从尿糖到指血糖，到连续血糖监测，在"测量"上真正实现了突破。普通血糖仪能测量出"S、M、L、XL、XXL"等几个尺码，但是动态血糖仪能精准测量出每个人的血糖全貌，类似"身高、体重、腰围"等精准特征，帮助医生和糖友制定出真正的个体化的控糖方案。

## 12. 实时动态血糖仪就像"天气预报"

血糖和天气温度一样多变，不同的人血糖不同，同一个人今天和明天的血糖不同，同一个人一天内不同时间的血糖也不同。

实时动态血糖仪就像"天气预报"，告诉我们现在血糖如何，接下来血糖会升高还是降低，可以提前采取措施预防高血糖、低血糖，减小血糖波动。

# 13. 怎么用好实时动态血糖仪？

实时动态血糖监测有"高血糖、低血糖报警功能"，就是在血糖低于或高于某一数值时，发出报警，提醒我们加餐或运动以预防即将发生的低血糖或高血糖。

动态血糖监测和指血糖监测是两种不同的监测方式，有不同的标准。糖友要知道动态血糖监测的值多少是达标，多少算高，多少算低。

糖友要知道什么样的血糖是安全的，什么样的血糖是危险的。知道怎么避免血糖走向危险区，怎么把危险区血糖拉回到安全区。

# 14. 动态血糖仪能预测高血糖、低血糖吗？

动态血糖仪上"↑"表示血糖每分钟上升速度超过 0.11 mmol/L；"↗"（图5）表示血糖每分钟上升速度为 0.06 ～ 0.11 mmol/L；"→"表示血糖平稳，变化率小于 0.06 mmol/L；"↘"表示血糖每分钟下降速度在 0.06 ～ 0.11 mmol/L；"↓"是血糖每分钟下降速度超过 0.11 mmol/L。

大家戴实时动态血糖仪不要局限于看血糖数值，更重要的是看箭头，了解下一时刻血糖是升还是降，变化趋势比血糖数值更重要，可以帮助糖友提前采取行动，预防高血糖、低血糖的发生。

当血糖 4.4 mmol/L 还下降时，过一会儿很有可能发生低血糖；当血糖 4.4 mmol/L 但平稳时，低血糖概率相对小；当血糖 4.4 mmol/L 但上升时，低血糖风险比较小。

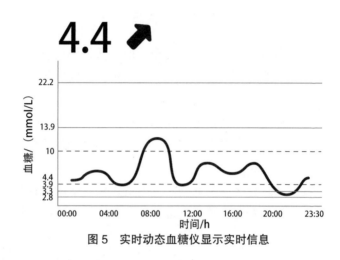

图 5　实时动态血糖仪显示实时信息

## 15. 动态血糖监测标准是什么？

美国糖尿病学会动态血糖监测标准：

糖友血糖目标范围是 3.9 ～ 10 mmol/L，血糖在这个范围内算达标。

血糖 10 ～ 13.9 mmol/L，为轻度高血糖；血糖 13.9 ～ 22.2 mmol/L，为中度高血糖；血糖高于 22.2 mmol/L，为重度高血糖。

血糖 3.3 ～ 3.9 mmol/L，为轻度低血糖；血糖 2.8 ～ 3.3 mmol/L，为中度低血糖；血糖低于 2.8 mmol/L，为重度低

血糖。

健康人血糖低于 2.8 mmol/L 为低血糖。

# 16. 什么是血糖波动?

动态血糖曲线上,升高再降低的一段波浪线为一个血糖波动。即在血糖波动曲线上找到一个最高点,两边血糖都比它低,这样一个波峰就是血糖波动。血糖波动分有效波动和无效波动,超过一个葡萄糖标准差(SD)的波动为有效波动,否则为无效波动,我国健康人一个葡萄糖标准差的参考值为1.4 mmol/L。

血糖波动的幅度大、持续时间长、频率大,则提示血糖控制不佳,糖友要尽量减小血糖波动。

# 17. 戴动态血糖仪为什么要记录饮食和运动?

血糖仪是看血糖数值的监测设备;动态血糖仪是看血糖变化趋势的控糖设备。

餐后血糖多久开始升高,多久升到最高,多久下降到正常,是因人因餐而异的。每个人、每顿饭不同,血糖变化也不同。

动态血糖仪能观察进餐后、运动后,血糖是升高还是降低;了解哪些食物适合多吃,哪些要少吃;哪些运动降糖效果好,可以更好地控制血糖。

当血糖发生波动时,要结合这个时候有无进餐、运动、情绪波动、精神紧张等进行分析。这些行为对血糖的影响会持续一段时间，不局限于某一时刻，做好行为记录，才能知道当时及后续一段时间血糖为啥升高、为啥降低。

血糖是"果"。当看到向上或向下的箭头时，想想刚才在干吗，吃东西了？运动了？生气了？这些是"因"。因果结合分析可以知道饮食、运动、情绪是如何影响血糖的（图6）。

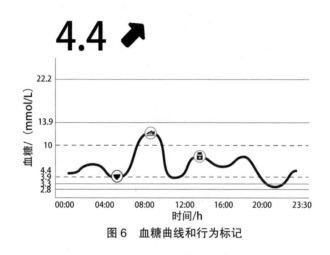

图6　血糖曲线和行为标记

## 18. 健康人吃了东西血糖会升高吗?

任何人吃了食物，都会经过身体新陈代谢转变成葡萄糖等代谢产物进而升高血糖。

食物种类、重量不同，每顿饭后的血糖曲线不同。健康人进食大量糖分高的食物，血糖偶尔也会超过 10 mmol/L，但一般很快会降到正常，多数时候血糖都在 3.9 ~ 10 mmol/L。

## *19.* 为什么健康人的血糖不是一条"直线"？

胰岛素是脉冲式分泌的，吃东西后血糖升高，血糖升到5.6 mmol/L 左右，胰岛开始分泌胰岛素，即血糖升高→胰岛分泌胰岛素→血糖下降→胰岛素分泌减少。这样血糖就一直在一个正常范围内波动，连续血糖监测的血糖曲线是一条波浪线，而非一条直线。

## *20.* 为什么醒来血糖会升高？

不少戴动态血糖仪的糖友会发现一个现象，起床后血糖开始升高，几点起床几点升，不起床不升。这是因为我们睡着的时候，人处在安静状态，醒来后变成兴奋状态，升糖激素会增多，血糖就会升高。

这个现象在被闹钟叫醒或被惊醒时更容易发生、更明显，自然醒就会好很多。大家可以尽量养成规律的起居作息习惯，让生物钟控制自己的起床时间，自然睡醒。睡醒后躺几分钟再起床。

## *21.* 喝水升糖吗？

不少糖友使用实时动态血糖仪的过程中发现一个现象，吃一样的饭菜，吃饭时喝水和不喝水，餐后血糖曲线不一样。那么，喝水会升糖吗？

水不含碳水化合物和能量，不会直接升高血糖，但是水会影响其他食物的消化吸收速度，间接影响血糖。比如，同样重量的大米，做成白米饭和大米粥，升糖速度和幅度会有差别；吃相同重量的米饭，吃的过程中有没有喝汤、喝水，餐后血糖曲线也有差别；在餐前、餐中、餐后喝汤、喝水，餐后血糖曲线也不一样。所以糖友吃饭适合干湿分离，不要一口汤、一口饭，要先喝汤，再吃饭。

## 22.为什么吃一样食物，不同人升糖速度不一样？

不同人胃肠道消化吸收速度不一样。消化吸收快的人，吃的食物像坐了高铁，很快变成血液中的葡萄糖，血糖很快升高。消化吸收慢的人，吃的食物就像坐了小火车，需要更长的时间到达血液中，血糖升高较慢。

消化吸收快的人，食物在胃肠道停留时间短一点，各种营养物质的吸收有时不够充分；消化慢的人，食物持续吸收时间略长，各种营养物质的吸收相对充分。

## 23. 如何加快消化吸收速度？

运动能促进胃肠道蠕动，加快食物消化吸收速度，建议每周至少运动 3～5 次，每次 30～60 分钟。

补充膳食纤维，多吃生菜、菠菜、芹菜、笋、黄瓜、娃娃菜等，有润肠通便的功效。

饮食要清淡，做菜建议选清蒸、煮、炖、凉拌等烹饪方式，不要吃油腻、油炸的食物，油脂含量越高的食物消化吸收越慢。

## 24. 消化吸收慢是胃轻瘫吗?

人的胃肠道的消化吸收速度是不一样的, 有的人快, 有的人慢。糖友消化吸收慢也不一定就是胃轻瘫, 也许是自身消化吸收慢。

部分糖友长期血糖高, 影响到胃肠道自主神经功能时, 可导致吃东西不消化, 排便不正常, 有时腹泻, 有时便秘, 严重的可能发展成胃轻瘫。

长期保持血糖健康, 让血糖尽量都达标, 是预防胃轻瘫最好的方法。

## 25. 升高血糖的因素有哪些?

吃进去的东西, 除了水不直接升糖, 其他食物或多或少都影响血糖。家常便饭、大餐、早茶、应酬饭局、下午茶和夜宵都会升糖。食物三大营养物质包括碳水化合物、蛋白质、脂肪, 升糖第一的是碳水化合物, 其次是蛋白质, 脂肪虽然升糖幅度最低, 但是持续时间最长。

开会、谈判、吵架、生病、生理期、更年期, 这些都会引起升糖激素增多, 导致血糖升高。

## 26. 降低血糖的因素有哪些?

食物不会降低血糖, 食物都是升糖的, 只不过有的食物升糖幅度大, 有的食物升糖幅度小, 糖友适合选升糖"小"的食物。

经过国家药品监督管理局（NMPA）批准上市的正规降糖药、胰岛素有降血糖作用。

运动能消耗能量，降低血糖，爬山、爬楼梯、快走、跑步、打球等运动，降糖效果都很好；唱歌、跳舞、做家务等也是运动，也有助于降糖。

## 27. 餐后血糖多久能降至空腹水平？

我们吃的食物，并不都是 2 小时就能消化吸收完，消化吸收快、慢和吃什么、胃肠道吸收速度有关。

以碳水化合物为主的清淡饮食，一般餐后 2 ～ 3 小时血糖可降至空腹水平；高脂肪、高蛋白饮食，一般餐后 4 ～ 5 小时血糖可降至空腹水平。

低脂肪、低蛋白的清淡饮食，消化吸收快的人，一般餐后 2 ～ 3 小时血糖可降至空腹水平；消化吸收慢的人，一般要餐后 3 ～ 4 小时降至空腹水平。

## 28. 睡着了为什么血糖还会波动？

睡着了不吃、不喝、不运动，血糖也会波动变化。

晚餐吃得晚，或睡前加餐，食物消化吸收会持续到夜间，食物逐渐新陈代谢转化成葡萄糖，升高血糖，所以动态血糖曲线也会有波动。

运动要消耗能量，当葡萄糖被运动消耗掉，血糖就会下降，运动的降糖效果往往是立竿见影的。但并不只是运动时会降糖，运动完 8 小时内，都有降糖作用，白天运动量大的糖友，夜晚可能发生低血糖，所以白天运动也是睡着后血糖波动的原因之一。

使用胰岛素的糖友，睡前补打的胰岛素或长效胰岛素夜里发挥作用，这也可能引起血糖波动。

## 29. 为什么有时候运动时血糖反而升高？

每一时刻，血糖都像一个天平，降糖砝码重，血糖就降低；升糖砝码重，血糖就升高。运动时血糖还在上升，是因为食物吸收或运动产生的升糖激素作用大于运动的降糖作用，但运动完，身心放松，大量葡萄糖被运动消耗掉，血糖可能会下降。

有的糖友睡前血糖高，想通过运动降下来，运动时血糖降得不多；但睡着后血糖可能快速下降，夜里会有低血糖风险。所以，晚上运动要适量，运动完降糖作用会持续一段时间，糖友要谨防夜间低血糖。

## 30. 蓝牙传输的实时动态血糖仪有哪些优势？

实时动态血糖仪最大的特点是蓝牙传输数据，实时更新血糖值，用户能随时查看当前血糖值、箭头趋势、血糖波动曲线等，有高血糖和低血糖报警、预警功能。

佩戴一次传感器能连续看 14 天甚至更久的血糖，可免除经常扎手指测血糖的疼痛，数据更全面、真实。

能随时随地用手机、手表、手环查看血糖，既方便又能保护隐私，免除在同事、朋友面前测血糖的尴尬。

## 31. 实时动态血糖仪对糖友有哪些意义？

国内外大量临床研究得出以下结论：

（1）实时动态血糖仪的低血糖预警和报警功能可以降低 1 型糖友和注射胰岛素的糖友发生低血糖的概率。

（2）实时动态血糖仪可以改善 1 型、2 型糖友的平均血糖水平，降低糖化血红蛋白，减小血糖波动幅度，如日内平均葡萄糖波动幅度（MAGE）等。

（3）实时动态血糖仪有助于糖友个性化管理血糖，糖友可以根据自己的血糖水平及波动特征，结合饮食、运动、情绪、压力和睡眠习惯等日常行为，选择适合自己的方法来维持血糖稳定。

（4）实时动态血糖仪能减少糖友或其家属的担心、焦虑，糖友能够安心舒适地使用实时动态血糖仪与胰岛素泵的闭环算法系统，提高自己和家人的生活质量。

（5）实时动态血糖仪可以从多个设备集成数据，可以远程监控和数据共享，能更好地为糖尿病管理提供依据，帮助医生、糖友及其或家属更好地管理血糖。

（6）使用基于实时动态血糖仪的闭环控制系统管理血糖，可能会降低糖尿病急性及慢性并发症发生的风险，还可减轻糖友自我管理负担。

（7）实时动态血糖仪是先进的、符合成本效益的技术，也是糖尿病管理的一种有效手段，特别是能降低包括低血糖昏迷急救及住院等的潜在成本。但其广泛使用受价格、糖友心理和糖尿病教育等因素的限制。不过这项技术在国内外、在院外家庭环境进行自我血糖监测中，渐渐得到了普及和应用，一方面取决于其日均监测成本的降低，另一方面取决于其产品性能的提升。

# *32.* 为什么戴了动态血糖仪血糖更差？

"戴了动态血糖仪，血糖还不如以前了""我以前餐后1小时血糖不高的，自从戴了动态血糖仪餐后1小时血糖就高了。"很多糖友这样说。

当医生询问糖友，您以前餐后1小时血糖是多少？现在戴动态血糖仪的餐后1小时血糖是多少？

糖友的回答往往是"以前我从来没测过餐后1小时血糖"。

原因就在此，觉得血糖还不如以前，主要是因为以前间断测指血糖，漏掉了很多隐匿性高血糖或低血糖。

血糖曲线是动态血糖仪每天连续监测24小时，每5分钟一个血糖值的连线（部分血糖曲线是每隔3分钟或15分钟一个血糖值的连线）。光看指血糖，有时血糖还不算离谱，但是一看血糖曲线，血糖就有点像"过山车"，高低起伏。

所以，不是戴上动态血糖仪使血糖变差了，而是动态血糖仪帮助您发现了隐匿性高血糖或低血糖，让您看到了真实的血糖波动。

# *33.* 动态血糖仪真的能"降"血糖吗？

动态血糖仪能否有效帮助糖友降糖取决于以下两点：

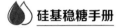

（1）糖友知道适合自己的控糖目标，知道血糖多少算高，多少算低。

（2）糖友学会如何看血糖升降变化，能根据血糖仪"指示"选择适合自己的饮食、运动。即血糖升高或降低时，通过改变行为，或运动或加餐，预防高血糖或低血糖，减小血糖波动。

## 34. 动态血糖仪能"降低"多少血糖、糖化血红蛋白？

动态血糖仪可以起到一个数据监控和行为促进的作用。就像体重秤促进减肥，它能降低多少体重，主要取决于使用者自己的行动。

运动降糖的效果是立竿见影的，糖友晚餐后跑步，短短一刻钟时间，血糖可从 9 mmol/L 降到 6.4 mmol/L。

统计数据表明动态血糖仪可以帮助"降低"糖友的糖化血红蛋白，一般能"降低"0.8% ～ 1%，接近一种降糖药降低糖化血红蛋白的幅度。动态血糖仪"降低"糖化血红蛋白的幅度与糖化血红蛋白本身水平也有关系，糖化血红蛋白高的人，降低的幅度相对就大。

## 35. 动态血糖仪对我们日常管理血糖有什么意义？

动态血糖仪不仅能看"线"和趋势，还能看"面"。既往的动态血糖仪一个传感器可以监测 3 ～ 7 天的血糖，多日血糖叠加曲线进行对比分析，线条比较清晰易辨识。目前由于传感器技术提升，传感器的使用期已经延长至 14 天，14

天的血糖曲线叠加，"画面"也较难分辨；但把连续 7 ～ 14 天的血糖曲线汇总成一个动态血糖图谱，可以提高可读性。

糖友的血糖若控制不佳，血糖就像坐过山车一样高低起伏，血糖值绘制出的图谱面积很大。

健康人或血糖控制得好的糖友，血糖在小范围内上下波动，血糖值绘制出的图谱面积很小。

专业的医生通过动态血糖图，不仅能判断药物方案是否合适，还能判断出饮食、运动、压力等因素对血糖影响的大小。可以"看出"饮食时间不固定、作息不规律、大半夜吃夜宵、不吃早餐等行为习惯。

## 36. 糖友戴实时动态血糖仪有哪些用处？

1 型糖友戴实时动态血糖仪最大用处是预防低血糖，提高安全性，尤其是夜间睡觉的安全性。实时动态血糖仪的实时监测及高血糖、低血糖报警功能可以有效减少高血糖、低血糖，减小血糖波动。

实时动态血糖仪对 2 型糖友的益处主要是"降低"血糖。因为 2 型糖友相对不容易低血糖，最大困惑是一吃东西血糖就高。

研究结果表明，糖化血红蛋白越高的糖友，使用动态血糖仪能"降低"糖化血红蛋白的幅度越大；糖化血红蛋白较低的糖友，也能轻度"降低"糖化血红蛋白。在不改变用药的情况下，实时动态血糖仪能帮助糖友让糖化血红蛋白"下降"0.8% ～ 1%，一般一种降糖药可降低糖化血红蛋白的幅度为 0.5% ～ 2%，实时动态血糖仪基本可以达到一个降糖药降低糖化血红蛋白的效果。

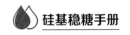 

## 37. 餐后血糖看2小时血糖好还是看变化曲线好？

指血糖测的是某个时间点的血糖，这样容易使糖友以"点"带面，以偏概全。刚好这个点高，就觉得血糖高了；这个点低，就觉得血糖低了，容易让人陷入盲人摸象的误区。

实际上，健康人、糖尿病前期者、糖友等人群的血糖都是波动变化的。一般规律是餐后血糖升高，几小时后血糖下降到空腹水平，只有部分使用胰岛素的糖友这个规律可能不明显。

单测餐后2小时血糖代表性比较有限，完整的三餐后血糖变化是早餐—午餐前、午餐—晚餐前、晚餐—睡前三段时间的血糖波动曲线，从这一餐至下一餐前的完整血糖波动曲线能更全面反映进餐对血糖的影响。

## 38. 动态血糖仪显示出现低血糖怎么办？

动态血糖仪出现低血糖报警、预警，或实时血糖值显示低血糖，需要先测量指血糖进行验证。

经指血糖验证血糖偏低，应立即吃富含碳水化合物的食物以预防或纠正低血糖。然后要分析低血糖的原因。若是胰岛素的原因，需咨询医生是否需要调整方案；若是运动的原因，需控制运动量或学会运动前如何加餐。

血糖有"多米诺骨牌"效应，空腹检测到的低血糖不一定是清晨才发生，有可能是整个夜里持续低血糖。如果连续多天都出现夜间或空腹低血糖，就属于频发低血糖，提示降糖因素过多，需咨询医生。如果多数空腹血糖都理想，偶尔发生一次空腹低血糖，可能是因为前一天运动过多、喝酒等导致的，可以先调整生活因素。

## 39. 哪种动态血糖曲线显示的低血糖最危险？

动态血糖曲线有的很平稳，整个晚上血糖都在 4.4 mmol/L 左右，接近一条水平直线，这种波动性小的情况，发生低血糖的风险相对小。

有的血糖曲线像一个"滑梯"，从睡前的 8 mmol/L 左右，缓慢下降到空腹的 4.4 mmol/L 左右，这种下降波动的曲线，发生低血糖的风险比较大。

有的血糖曲线则像"瀑布"，几乎垂直下降，这种情况下，低血糖的风险非常大。

快速下降的血糖比缓慢下降的血糖，发生低血糖的风险大。

## 40. 为什么有的糖友夜里容易低血糖？

睡着后，饮食、运动对血糖的影响减小，主要是降糖药、胰岛素发挥降糖作用。血糖下降时，身体会产生升糖激素阻止血糖一直降低。

但胰岛功能差的糖友，在血糖下降时，胰高血糖素调节速度较慢，因此，容易发生低血糖。而凌晨两三点是升糖激素分泌的低谷期，所以，这个时间段最容易发生低血糖。这也是糖友住院期间一般凌晨 3：00 要测血糖的原因。

## 41. 为什么看血糖要"知其然并知其所以然"？

血糖监测重要的不是血糖高了还是低了，更重要的是为

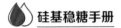 

什么高了？为什么低了？以后怎么预防高血糖、低血糖？所以不光要知其然，还要知其所以然。

每个人的血糖都像一个天平。天平一边是让血糖升高的砝码，如所有吃到肚子里的食物，生理节律分泌或情绪等诱发的升糖激素；天平另一边是让血糖降低的砝码，如所有消耗能量的运动、日常活动，降糖药，胰岛素（包括自身胰岛分泌的和皮下注射的胰岛素）。

我们在生活中，这些升糖砝码、降糖砝码是时刻加加减减的，所以天平就会摆动。两边重量一致，则天平摆动小，血糖波动小。两边重量相差很多，天平会大幅度摆动，血糖就高低起伏。

所以，控糖不能只靠药物或饮食，而是要把握所有升糖、降糖因素在"重量"和放置时间上保持平衡，这样天平摆动幅度小，血糖波动曲线就不会高低起伏了（图7）。

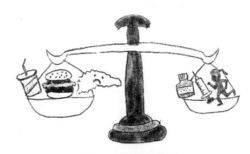

图7　血糖"天平"

每天24小时的血糖曲线是"结果"，饮食、运动、降糖药、胰岛素是"原因"，通过实时动态血糖仪进行因果结合分析能发现和了解以下现象：各种食物怎么升糖，各种运动能降多少血糖，睡不好会影响血糖，发脾气血糖会飙升，感冒了血糖会乱套，生理期血糖容易高……

## **42.** 为什么吃完饭血糖会飙升，一会儿又直降？

使用胰岛素的糖友，若吃完饭血糖快速上升，一会儿又快速下降，可能存在食物和胰岛素不吻合的问题（图8，图9）。

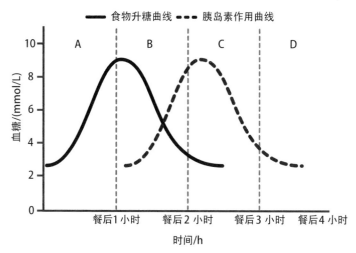

图8　胰岛素降糖作用与食物升糖作用不吻合

A区：食物开始升糖较早，胰岛素起效较晚，血糖升高较快。

B区：食物升糖达高峰，胰岛素效用逐渐上升，食物升

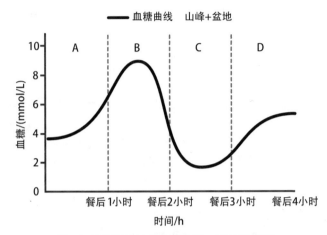

图 9　进餐后血糖先快速上升，后快速降低

糖作用大于胰岛素降糖作用，血糖升高。

C 区：食物升糖作用只剩尾巴，胰岛素作用还比较大，甚至还在高峰，胰岛素降糖作用大于食物升糖作用，血糖降低。

D 区：食物吸收完毕，胰岛素只剩"尾巴作用"，血糖渐趋于平稳。

所以，假如用胰岛素的糖友餐后血糖曲线总是先快速升高，后快速降低，先是一个"山峰"，后是一个"盆地"，则提示胃肠消化吸收食物的速度较快，胰岛素起效较慢，食物升糖早了，胰岛素起效晚了。

## 43. 为什么吃完饭会先低血糖，后高血糖？

使用胰岛素的糖友，若吃完饭血糖下降或低血糖，一会儿又快速上升至高血糖，可能存在食物和胰岛素不吻合的问题（图10，图11）。

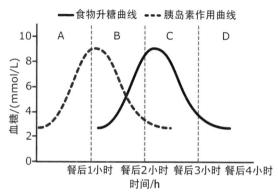

图 10　胰岛素降糖作用与食物升糖作用不吻合

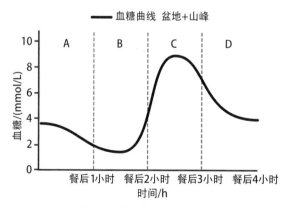

图 11　进餐后血糖先快速下降，后快速上升

　　A 区：胰岛素降糖比较早，食物升糖比较晚，血糖降低。

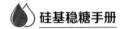

B 区：胰岛素作用基本达高峰，食物逐渐升糖，当食物升糖作用大于胰岛素降糖作用时，血糖开始上升。

C 区：胰岛素作用逐渐减小，食物升糖作用逐渐达高峰，血糖升高。

D 区：胰岛素作用结束，食物升糖效应逐渐减小，血糖渐趋于平稳。

所以，假如用胰岛素的糖友血糖曲线总是餐后先降低，后升高，先是一个"盆地"，后面是一个"山峰"，提示胃肠消化吸收食物的速度较慢，胰岛素起效较快，即胰岛素起效早了，食物升糖晚了。

## 44. 餐后血糖为什么变平稳了？

食物升糖和胰岛素降糖作用吻合得好，餐后血糖曲线就是一个平缓的小波动，像小山丘的曲线，但一般不会是直线（图 12，图 13）。

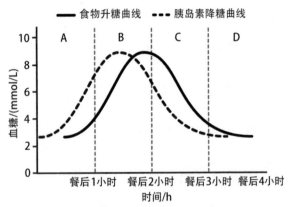

图 12　胰岛素降糖作用与食物升糖作用吻合

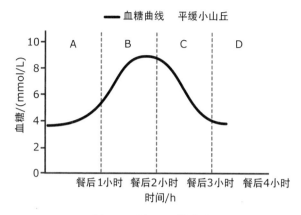

图 13　进餐后血糖曲线

# 45. 动态葡萄糖图谱反映个人血糖特征

动态葡萄糖图谱（AGP）由 Roger Mazze 和 David Rodbard 于 1987 年合作首次开发，最初被用于表示自我血糖监测。2001 年 Mazze 博士成功地将其应用于连续血糖监测，作为快速记录血糖暴露量、变异性和稳定性的手段，动态葡萄糖图谱利用最新血糖监测技术，提供了每天血糖模式的图形和定量特征（图 14）。

血糖看一个时间点的值远远不够，看一天的血糖曲线也远远不够，14 天血糖曲线叠加，经过算法处理，会生成一个动态葡萄糖图谱，动态葡萄糖图谱是现在内分泌界比较公认的。

就像新认识一个人，不可能一眼了解到全部，只有长时间相处才会更全面、客观、真实地作出判断。

血糖也一样，当一个个点积累成一个动态葡萄糖图谱后，能更全面、真实、客观地反映一个人的血糖特征，而且还能

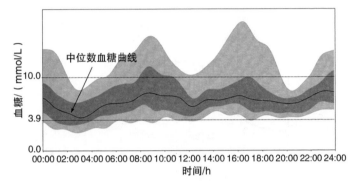

中位数血糖曲线

血糖 /（mmol/L）

10.0

3.9

0.0

00:00 02:00 04:00 06:00 08:00 10:00 12:00 14:00 16:00 18:00 20:00 22:00 24:00
时间/h

图 14　动态葡萄糖图谱

看出血糖不达标的人，是药物因素占比大，还是饮食、运动、压力、情绪因素占比大。这些是每个糖友都关注的问题，也能指导糖友怎么控糖，是先调理饮食、运动、压力、情绪，还是先找医生调整治疗方案。

## *46.* 动态葡萄糖图谱在血糖管理中的价值

回顾式连续血糖监测仪多用于医院住院、门诊、体检等场景，在盲戴该血糖仪的情况下，获得客观血糖数据，捕捉隐匿性高血糖、低血糖，全面评估血糖波动。

（1）动态葡萄糖图谱可辨认和区分每个人不同的血糖特征。

14 天连续血糖监测的血糖数据可生成动态葡萄糖图谱，研究表明，超过 14 天的连续血糖监测数据可识别个人血糖特征。动态葡萄糖图谱可以识别高血糖、低血糖，并可作为循证医学证据和效果导向的医学实践的评估依据，指导用户选择合适的治疗方法。这个功能对医院和体检机构的应用价值比较大，医生可以借助动态葡萄糖图谱判断饮食、运动、情绪、压力、药物等因素对血糖及血糖波动水平的影响，帮助医生更好地为糖友制定个体化的控糖方案。

（2）动态葡萄糖图谱可以全面评估血糖及血糖波动水平。

动态葡萄糖图谱可以反映平均血糖水平和血糖波动。关键指标包括：葡萄糖暴露量（GE）、血糖十分位距（IDR）、血糖四分位距（IQR）、血糖稳定性（GS）、低血糖风险和高血糖风险。连续血糖监测可以提供测量糖化血红蛋白水平无法获得的信息，这也是采取血糖控制综合措施需要的信息。

（3）动态葡萄糖图谱在人工智能临床决策中的应用。

血糖分析软件及评估报告能够分析连续血糖监测数据，并将其与糖化血红蛋白结合起来，以最简单的形式对用户是否需要改变治疗方案提出建议。提醒医生和糖友由于未能达到预先设定的治疗目标，需要考虑采取进一步治疗措施，如改变饮食、运动或调整降糖药方案。这种类型的临床辅助决策支持系统的使用者可以是标准化的医疗机构、诊所或私人医生。

# 47. 葡萄糖暴露量是什么？

葡萄糖暴露量（GE）：反映平均血糖和血糖波动（图15）。葡萄糖暴露量的单位常用 mmol/（L·h）表示。

正常参考范围：＜2400 mg/（dL·24h）[约133.33 mmol/（L·24h）]，或＜100 mg/（dL·h）[（约5.56 mmol/（L·h）]。

临床意义：葡萄糖暴露量为中位数血糖曲线以下的面积（图15中数位血糖曲线以下的所有面积）。一般中位数血糖

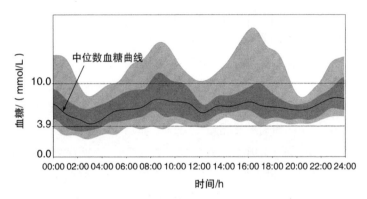

中位数血糖曲线

图 15  动态葡萄糖图谱所示葡萄糖暴露量

曲线越低，波动性越小，面积也越小，这个指标数值越小。

暴露量 < 5.56 mmol/（L·h）代表血糖表现好，一般是因为自身情况良好，或降糖药治疗方案较为合适。反之，指标越大，血糖表现越差，一般是因为自身情况欠佳，或降糖药方案不是很合适。

## 48. 血糖稳定性是什么？

血糖稳定性（GS）：反映平均血糖变化率，日内血糖波动幅度（图 16）。

血糖稳定性的单位用 mmol/（L·h）表示。

正常参考范围：0.17 ～ 0.28 mmol/（L·h）。

临床意义：血糖稳定性是指中位数血糖曲线的波动性大小（如图 16 中曲线箭头所示），指标越小越好。

血糖稳定性越小，说明血糖波动性越小，血糖越稳定，表明糖友自身胰岛功能情况良好，或降糖药治疗方案比较合适；血糖稳定性越大，说明血糖波动性越大，血糖越不稳定，导致这种情况的可能原因有：糖友自身胰岛功能情况欠佳，或降糖药方案不太合适。

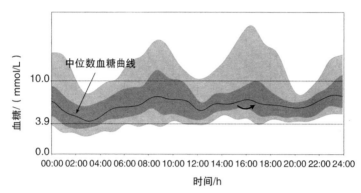

图 16 动态葡萄糖图谱所示血糖稳定性

# 49. 血糖十分位距是什么？

血糖十分位距（IDR）：反映由于饮食、运动和压力等行为而导致的血糖波动（图 17）。

血糖十分位距的单位用 mmol/L 表示。

正常参考范围：< 2.22 mmol/L。

临床意义：血糖十分位距是动态葡萄糖图谱（AGP）中最上方曲线与最下方曲线之间的距离（如图 17 右侧双箭头所示）的平均值，一般数值越小越好。

血糖十分位距越小，血糖分布越密集，越容易落在目标范围内，提示饮食、运动、情绪、压力和生病等行为因素对血糖的影响越小；血糖十分位距越大，提示饮食、运动、情绪、

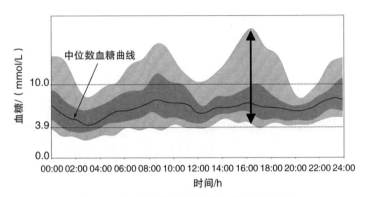

压力和生病等行为因素对血糖的影响越大。

图 17　动态葡萄糖图谱所示血糖十分位距

# 50. 血糖四分位距是什么？

血糖四分位距（IQR）：反映由于生理因素（胰岛功能等）而导致的血糖波动（图 18）。

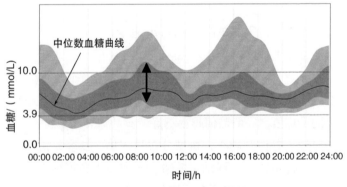

图 18　动态葡萄糖图谱所示血糖四分位距

血糖四分位距的单位用 mmol/L 表示。

正常参考范围：< 1.67 mmol/L。

临床意义：四分位距指动态葡萄糖图谱（AGP）中上方第 2 条曲线与下方第 2 条曲线之间的距离（如图 18 中右侧双箭头所示）的平均值，一般数值越小越好。

血糖四分位距越小，血糖越靠近中位数血糖曲线，血糖表现越好，一般提示生理因素（胰岛功能等）越好，或降糖药治疗方案较为合适。反之，血糖四分位距越大，一般提示生理因素对血糖影响较大。

# 51. 低血糖风险是什么？

低血糖风险：反映低血糖风险及血糖波动（图 19）。

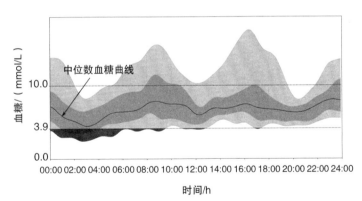

图 19 动态葡萄糖图谱所示低血糖风险

低血糖风险常用百分比（%）表示。

正常参考范围：< 4%。

临床意义：低血糖风险是指动态葡萄糖图谱上低于目标血糖范围（3.9 ～ 10.0 mmol/L）下限的曲线与目标血糖下限围成的面积占动态葡萄糖图谱总面积（上下十分位血糖曲线围成的面积）的百分比，低血糖风险越小，越不容易发生低血糖。

## 52. 高血糖风险是什么？

高血糖风险：反映高血糖风险及血糖波动（图 20）。

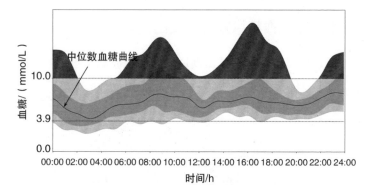

图 20　动态葡萄糖图谱所示高血糖风险

高血糖风险常用百分比（％）表示。

正常参考范围：＜ 0％。

临床意义：高血糖风险是指动态葡萄糖图谱上超出目标血糖范围（3.9 ～ 10.0 mmol/L）上限的曲线与目标血糖上限围成的面积占动态葡萄糖图谱总面积（上下十分位血糖曲线围成的面积）的百分比，高血糖风险越小，发生高血糖的概率越小。

# 53. 预估糖化血红蛋白是什么?

预估糖化血红蛋白是指通过连续血糖监测获得血糖值,根据公式估算的糖化血红蛋白值。预估糖化血红蛋白与实验室检测的生化糖化血红蛋白会有一定偏差,但有一定的参考意义。

预估糖化血红蛋白用百分比(%)表示。

正常参考范围:4%～6%。

临床意义:糖化血红蛋白是临床辅助判断是否为糖尿病;判断是否需要起始降糖药治疗和降糖药治疗方案是否合适的重要手段。

未确诊糖尿病者,一般糖化血红蛋白＞5.7%,提示糖尿病前期的可能,糖化血红蛋白＞6.5%,提示糖尿病可能。

未使用降糖药的糖友,一般糖化血红蛋白＞7%,考虑起始降糖药治疗。

正在服用降糖药的糖友,一般糖化血红蛋白＞7%,提示降糖药方案需要调整。

一般糖化血红蛋白＞9%的糖友,需考虑进行短期或长期胰岛素治疗。

# 54. 平均血糖是什么?

平均血糖(MBG):统计期间监测到的所有连续血糖监测的数据的平均值(表2)。

平均血糖的单位用 mmol/L 表示。

正常参考范围：< 6.6 mmol/L。

临床意义：平均血糖与预估糖化血红蛋白的意义类同。平均血糖越高，提示血糖表现越差，但注意平均血糖不是越低越好，平均血糖太低，提示低血糖风险加大。

表 2　中国成年人持续葡萄糖监测的正常参考值（以 24 小时计算）

| 参数类型 | 参数名称 | 正常参考值 |
| --- | --- | --- |
| 葡萄糖水平 | 平均葡萄糖水平 | < 6.6 mmol/L |
| | ≥ 7.8 mmol/L 的比例及时间 | < 17%（4 小时） |
| | ≤ 3.9 mmol/L 的比例及时间 | < 12%（3 小时） |
| 葡萄糖波动 | 葡萄糖标准差（SD） | < 1.4 mmol/L |
| | 平均葡萄糖波动幅度（MAGE） | < 3.9 mmol/L |

## 55. 血糖达标率是什么？

血糖达标率（TIR）是血糖在目标范围内的百分比，也叫目标范围内血糖百分比。血糖目标范围：非糖尿病人群建议血糖目标范围为 3.9 ～ 7.8 mmol/L，糖尿病人群建议血糖目标范围为 3.9 ～ 10 mmol/L。

血糖达标率用百分比（%）表示。

正常参考范围：血糖在 3.9 ～ 7.8 mmol/L 的比例大于 71%。

临床意义：研究表明，达标率越高，糖尿病并发症风险越小。

# 56. 高于目标血糖百分比是什么?

高于目标血糖百分比（TAR）：血糖高于目标范围上限的时间占比。

高于目标血糖百分比用百分比（%）表示。

正常参考范围：血糖高于 7.8 mmol/L 的时间比例小于 17%。

临床意义：高于目标血糖百分比越大，提示血糖波动越大，高血糖带来的风险越大。

# 57. 低于目标血糖百分比是什么?

低于目标血糖百分比（TBR）：血糖低于目标范围下限的时间占比（图 21）。

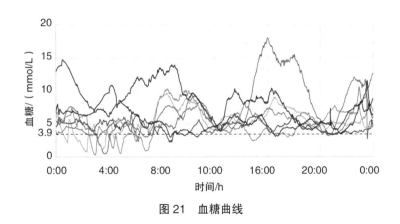

图 21 血糖曲线

低于目标血糖百分比用百分比（%）表示。

正常参考范围：血糖低于 3.9 mmol/L 的时间比例小于 12%。

临床意义：低于目标血糖百分比越大，即低血糖时间比例越大，提示血糖波动越大，低血糖带来的风险越大。

## 58. 血糖达标率的控制目标

控糖目标需个体化设置。

糖尿病高危人群、糖尿病前期血糖控制目标为：3.9 ～ 7.8 mmol/L，达标血糖时间＞ 71%；每天低血糖时间≤ 3 小时，低血糖时间百分比≤ 12%；高血糖时间≤ 4 小时，高血糖时间百分比≤ 17%。

1 型糖友和 2 型糖友血糖控制目标为：3.9 ～ 10mmol/L，血糖达标率＞ 70%。

老年糖友、高风险 1 型和 2 型糖友血糖控制目标为：3.9 ～ 10 mmol/L，血糖达标率＞ 50%。

1 型糖尿病合并妊娠的糖友血糖控制目标为 3.5 ～ 7.8 mmol/L，血糖达标率＞ 70%。

妊娠期糖尿病或 2 型糖尿病合并妊娠的糖友血糖控制目标为 3.5 ～ 7.8mmol/L，血糖达标率＞ 90%。

控糖是持久战，需要糖友一步一步努力，开始阶段，20% 的努力就能获得 80% 的效果，到后期追求完美的阶段，付出 80% 的努力可能看到的成效却只有 20%。所以不是每一个人都做到 100% 达标才算好，而是要找到生活质量与血糖达到适合自己目标的平衡点。

## 59. 平均葡萄糖波动幅度是什么？

平均葡萄糖波动幅度（MAGE）代表一天 24 小时内的平均血糖波动幅度大小，是血糖波动的金标准，波动幅度大于一个葡萄糖标准差（SD）为一个有效波动，一天 24 小时内全部有效波动的平均值即为平均葡萄糖波动幅度，健康人正常参考值为＜ 3.9 mmol/L。

## 60. 日间血糖平均绝对差是什么？

日间血糖平均绝对差（MODD）代表每两日之间的血糖波动幅度大小，每两日同一时间的血糖对比，差值之和的均值。日间血糖平均绝对差大，说明日间血糖变异性大，就是说每天之间的血糖差别比较大。

## 61. 葡萄糖标准差是什么？

葡萄糖标准差代表统计时间段内所有血糖的平均值的标准差。统计时间段较灵活。健康人正常参考值为＜ 1.4 mmol/L。

## 62. 葡萄糖的曲线下面积是什么？

葡萄糖的曲线下面积（AUC）：是指连续血糖监测系统监测的曲线和目标线之间的面积。葡萄糖的曲线下面积是一种统计学方法，可以适用于多个场景，比如，高于目标的血糖曲线与目标血糖上限之间的面积，代表高血糖程度；低于目标的血糖曲线与目标血糖下限之间的面积，代表低血糖程度；进餐后血糖波动曲线与进餐前血糖基线围成的面积，代表进餐葡萄糖反应程度等。可以较全面地分析血糖变化的时间长度和波动幅度。

## 63. 动态血糖仪的餐前、餐后血糖怎么看？

动态血糖仪可以每隔 5 分钟更新一次血糖值，每小时监测 12 个血糖值，通过平滑等算法连成血糖波动曲线，更全面地反映餐前、餐后血糖及波动特征。一般动态血糖仪看餐前、餐后血糖变化不局限于某一个时刻（如餐后 2 小时）的血糖值，因为其代表性有限；而是通过波动曲线反应血糖升降趋势，以区间内监测到的血糖值的平均值代表血糖高低。反映餐前和餐后的血糖特征，即进餐对血糖的影响，其计算方法有 2 种。①餐前 1 小时血糖：各餐进餐时刻算起，向前推 1 小时，进餐时刻前 1～60 分钟的血糖；②餐后 3 小时血糖：各餐进餐时刻算起，向后推 3 小时，进餐时刻后 1～180 分钟的血糖。

## 64. 各种血糖监测方式及准确性如何？

不同血糖监测方式的监测仪器不同（表 3），准确性略有差异。

表 3　血糖监测方式和监测仪器对比

| 监测方式 | 监测仪器 | 英文缩写 |
| --- | --- | --- |
| 静脉血浆血糖 | 静脉采血化验 | VPG |
| 静脉全血血糖 | 静脉采血化验 | VBG |
| 动脉血糖 | 动脉采血化验 | ABG |
| 指尖毛细血管血糖 | 血糖仪 | CBG |
| 组织间液葡萄糖 | 动态血糖仪 | IBG |

（1）静脉血浆血糖与静脉全血血糖

1）医院测的静脉血浆血糖是血浆（血清）血糖值 VPG。

2）血浆血糖值 = 血浆葡萄糖 ÷ 血浆体积。

3）静脉全血血糖值 = 全血中葡萄糖含量 ÷ 全血体积。

4）由于全血中血细胞的稀释作用，所以，血浆血糖值 = 全血血糖值 ×112%。

（2）毛细血管血糖、静脉全血血糖与动脉血糖

1）在血液循环中，动脉血经过毛细血管进行能量交换后进入静脉，在能量交换时，有一部分葡萄糖被消耗掉了。

2）动脉血糖比毛细血管血糖稍高。

3）毛细血管血糖比静脉血糖稍高。

4）在空腹的情况下，三者区别不大；在餐后 1～2 小时，差别可能达到 2 mmol/L。

5）毛细血管血糖受检测方法和采血时组织液的影响，可能比实际血糖略低一些。

（3）组织间液葡萄糖

动态血糖仪监测的是组织间液葡萄糖（IBG）。血浆中

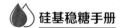

的葡萄糖，透过毛细血管的半透膜到达组织间液中，需要一定的时间，存在时间差，所以血浆中的葡萄糖和组织间液葡萄糖，存在一定的浓度差。但这个偏差在一定范围内是可以接受的，也能很好地反映出真实的血糖情况，辅助临床决策。

## 65. 与血糖仪相比，动态血糖仪的优势是什么?

与血糖仪相比，动态血糖仪的优势显而易见（表4）。

表 4　动态血糖仪和血糖仪对比

| 监测仪器 | 血糖仪 | 动态血糖仪 | |
| --- | --- | --- | --- |
| | | 回顾式 | 实时 |
| 监测时间 | 瞬间血糖 | 连续监测多天 | 连续监测多天 |
| 监测部位 | 毛细血管血糖 | 组织间液葡萄糖 | 组织间液葡萄糖 |
| 主要区别 | 无报警功能 | 无报警功能 | 有报警功能 |
| 监测方式 | 采血针扎手指 | 传感器佩戴在腹部或胳膊 | |

动态血糖仪每5分钟自动记录一次血糖值，可以完整记录糖友全天血糖变化信息，有助于医生全面了解和评估病人血糖控制情况，为临床决策提供科学依据，对于优化糖友血糖管理具有重要的临床价值。

# 参考文献

［1］中华医学会糖尿病学分会.中国动态血糖监测临床应用指南（2009年版）［J］.中华医学杂志，2009，89（48）：5.

［2］BERGENSTAL R M，AHMANN A J，BAILEY T，et al. Recommendations for Standardizing Glucose Reporting and Analysis to Optimize Clinical Decision Making in Diabetes：The Ambulatory Glucose Profile［J/OL］. Diabetes Technol Ther，2013，15（2）：198-211［2020-6-22］. https：//doi. org/10. 1089/dia. 2013. 0051.

［3］ELLERI D，ALLEN J M，TAUSCHMANN M，et al. Feasibility of overnight closed-loop therapy in young children with type 1 diabetes aged 3-6 years：comparison between diluted and standard insulin strength［J/OL］. BMJ Open Diabetes Res Care，2014，2（1）：e000040［2020-6-22］. https：//doi. org/10. 1136/bmjdrc-2014-000040.

［4］AHN D，PETTUS J，EDELMAN S. Unblinded CGM Should Replace Blinded CGM in the Clinical Management of Diabetes［J/OL］. Journal of Diabetes Science and Technology，2016. 10（3）：793-798［2020-6-25］. https：//doi. org/10. 1177/1932296816632241.

［5］LUO P，CHENG Q，CHEN B，et al. Hypoglycemia and blood glucose fluctuations in the application of a sensor-augmented insulin pump［J/OL］. Diabetes Technol Ther，2013，15（12）：984-9［2020-7-2］. https：//doi. org/10. 1089/dia. 2013. 0078.

［6］THOMAS，KUBIAK，CAROLINE G，et al. Psychosocial Aspects of Continuous Glucose Monitoring：Connecting to the Patients' Experience ［J/OL］. Journal of Diabetes Science and Technology，2016，10（4）：

859-63［2020-7-2］. https：//doi. org/10. 1177/1932296816651450.

［7］BARNARD K D, WYSOCKI T, ALLEN J M, et al. Closing the loop overnight at home setting： psychosocial impact for adolescents with type 1 diabetes and their parents［J/OL］. BMJ Open Diabetes Res Care, 2014, 2（1）：e000025［2020-7-2］. https：//doi. org/10. 1136/bmjdrc-2014-000025.

［8］SILK A D. Diabetes Device Interoperability for Improved Diabetes Management［J/OL］. Journal of Diabetes Science and Technology, 2015, 10（1）：175-7［2020-7-10］. https：//doi. org/10. 1177/1932296815595051.

［9］RUSSELL S J. Progress of artificial pancreas devices towards clinical use：the first outpatient studies［J/OL］. Curr Opin Endocrinol Diabetes Obes, 2015, 22（2）：106-11［2020-7-10］. https：// doi. org/10. 1097/MED. 0000000000000142.

［10］PICKUP J C, HOLLOWAY M F, SAMSI K. Real-time continuous glucose monitoring in type 1 diabetes： a qualitative framework analysis of patient narratives［J/OL］. Diabetes Care, 2015, 38（4）：544-50［2020-7-15］. https：//doi. org/10. 2337/dc14-1855.

［11］MAZZE R, STROCK E, CUDDIHY R, et al. Ambulatory glucose profile （AGP）：development of a common, web-based application to record and report continuous glucose monitoring data［J/OL］. Canadian Journal of Diabetes, 2009, 33（3）：215［2020-7-15］. https：//doi. org/10. 1016/S1499-2671（09）33083-X.

［12］RABASSEDA X. A report from the 46th Annual Meeting of the European Association for the Study of Diabetes .［J/OL］. Drugs Today （Barc）, 2011, 47（1）：77-95［2020-7-15］. https：

//doi. org/10. 1358/dot. 2011. 47. 1. 1594347.

［13］KOWALSKI A J，DUTTA S. It's Time to Move from the A1c to Better Metrics for Diabetes Control［J/OL］. Diabetes Technol Ther，2013，15（3）：194–196［2020-7-25］. https：//doi. org/10. 1089/dia. 2013. 0060.

［14］O"CONNOR P J，SPERL–HILLEN J M，RUSH W A，et al. Impact of Electronic Health Record Clinical Decision Support on Diabetes Care：A Randomized Trial［J/OL］. Annals of Family Medicine，2011，9（1）：12–21［2020-7-27］. https：//doi. org/10. 1370/afm. 1196.

［15］MAZZE R S，STROCK E，WESLEY D，et al. Characterizing Glucose Exposure for Individuals with Normal Glucose Tolerance Using Continuous Glucose Monitoring and Ambulatory Glucose Profile Analysis［J/OL］. Diabetes Technology & Therapeutics，2008，10（3）：149–59［2020-8-3］. https：//doi. org/10. 1089/dia. 2007. 0293.

［16］BERGENSTAL R M，CARLSON A L，MULLEN D M，et al. Clinical Use of Continuous Glucose Monitoring in Adults with Type 2 Diabetes［J/OL］. Diabetes technology & therapeutics，2017，19（S2）：S4–S11［2020-8-21］. https：//doi. org/10. 1089/dia. 2017. 0024.

［17］BATTELINO T，DANNE T，BERGENSTAL R M，et al. Clinical Targets for Continuous Glucose Monitoring Data Interpretation：Recommendations From the International Consensus on Time in Range［J/OL］. Diabetes Care，2019，42（8）：1593–1603［2020-8-15］. https：//doi. org/10. 2337/dci19–0028.

［18］DAVID，RODBARD. Standardization Versus Customization of

Glucose Reporting［J/OL］. Diabetes technology & therapeutics，2013，15（5）：439-443［2020-8-16］. https：//doi. org/10. 1089/dia. 2013. 0116.

［19］ZHOU J，LI H，RAN X W，et al. Establishment of normal reference ranges for glycemic variability in Chinese subjects using continuous glucose monitoring［J/OL］. Med Sci Monit，2011，17（1）：CR9-CR13［2020-8-13］. https：//doi. org/10. 12659/msm. 881318.

［20］JIAN Z，HONG L，RAN X W，et al. Reference values for continuous glucose monitoring in Chinese subjects［J/OL］. Diabetes Care，2009，32（7）：1188-93［2020-8-25］. https：//doi. org/10. 2337/dc09-0076.

［21］American Diabetes Association. Standards of Medical Care in Diabetes-2020［J/OL］. Diabetes Care，2020，43（Supplement 1）：S4-S6［2020-8-25］. https：//doi. org/10. 2337/dc20-Srev.

［22］中华医学会糖尿病学分会. 中国动态血糖监测临床应用指南（2012 年版）［J］. 慢性病学杂志，2013，14（3）：321-330.

［23］中华医学会糖尿病学分会. 中国持续葡萄糖监测临床应用指南（2017 年版）［J］. 中华糖尿病杂志，2017，9（11）：667-675.

［24］中华医学会糖尿病学分会. 中国 2 型糖尿病防治指南（2020 年版）［J］. 中华糖尿病杂志，2021，13（4）：315-409.

# 第三章

## 饮食知识

# 1. 营养素及能量物质

营养素是维持人体生长发育和生存等生命活动所需的物质。根据人体的需要量或体内含量的多少，可将营养素分为：

（1）宏量营养素：人体需要量较大，主要包括碳水化合物、蛋白质和脂类，因其在体内代谢过程中可产生能量，被称为"产能营养素"。

（2）微量营养素：人体需要量较少，主要包括矿物质和维生素，被称为"不产能营养素"。

根据其化学性质和生理作用，人体所需的营养素有碳水化合物、脂类、蛋白质、矿物质、维生素、水和膳食纤维。碳水化合物可以提供机体所需能量的 50%～65%，脂肪可以提供机体所需能量的 20%～30%，蛋白质可以提供机体所需能量的 15%～20%。

碳水化合物含量较高的食物有：谷类、豆类和薯类；蛋白质含量较高的食物有动物肉（瘦肉）、大豆、奶类；脂肪含量较高的食物有动物内脏、肥肉类、坚果类等。

# 2. 碳水化合物升糖吗？

食物中 90%～100% 的碳水化合物可以转化成血液中的葡萄糖，一般进食 3 小时内都有升糖作用。单糖升糖快，多糖升糖慢。葡萄糖片或果汁 15 分钟左右就会升糖，红薯、紫薯等要半小时左右才能升糖。杂粮米饭比白米饭升糖慢，杂粮膳食纤维含量高，所以比细粮升糖慢。

## 3. 蛋白质升糖吗?

有 50% ~ 60% 的蛋白质可以转化为血液中的葡萄糖,蛋白质比碳水化合物升糖少,速度慢。一顿饭中摄入蛋白质的量适中的话,其升糖作用可以忽略不计。若是糖友对蛋白质比较敏感,或一顿饭中蛋白质含量很高,可以把蛋白质的量乘以 0.6,折算为碳水化合物的量。

## 4. 脂肪升糖吗?

约不到 10% 的脂肪可以转化为血液中的葡萄糖,脂肪类的食物对血糖的影响时间很持久,最长可达 24 小时甚至更久。很多糖友第 1 天吃了大餐,第 2 天甚至第 3 天血糖都会高。同样是米饭,蛋炒饭升糖也会慢一些,因为里面加了蛋白质和油脂,会减缓食物吸收速度,血糖升高慢,但持续时间长。

## 5. 三大营养物质升糖速度如何?

碳水化合物:一般吃完几分钟至几十分钟血糖就开始升高。

蛋白质:一般吃完半小时至 1 小时血糖开始升高。

脂肪:一般吃完 1 小时至 2 小时血糖开始升高。

## 6. 三大营养物质升糖幅度如何?

碳水化合物:健康人或血糖控制好的糖友,吃完一般血

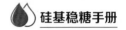

糖升高 3 ～ 5 mmol/L。

蛋白质：健康人或血糖控制好的糖友，吃完一般血糖升高 2 ～ 4 mmol/L。

脂肪：健康人或血糖控制好的糖友，吃完一般血糖升高 1 ～ 3 mmol/L。

## 7. 三大营养物质升糖持续时间如何？

脂肪：能持续升糖 24 小时甚至更久。

蛋白质：持续升糖 5 ～ 8 小时。

碳水化合物：一般升糖 2 ～ 3 小时。

## 8. 碳水化合物种类有哪些？

碳水化合物包括多糖、双糖、单糖。

多糖包括淀粉，淀粉含量高的食物如粮谷类、薯类和豆类。

双糖包括蔗糖（葡萄糖 + 果糖）、乳糖（葡萄糖 + 半乳糖）、麦芽糖（葡萄糖 + 葡萄糖）。

单糖包括葡萄糖、果糖、半乳糖。

## 9. 葡萄糖的来源和去路是怎样的？

血液中葡萄糖的来源有很多，食物中的碳水化合物是其最主要的来源，由食物中的糖类经胃肠道消化吸收转变而成；少部分由蛋白质、脂肪在体内转化而来。蛋白质和脂肪也可以间接影响血糖水平。食物摄入总能量为碳水化合物、脂肪、蛋白质能量的总和，是决定血糖水平的关键。

糖友控制饮食主要应控制总能量，先算总能量，再算三大营养素各吃多少，最后算各种食物吃多少。

葡萄糖去路主要是为身体细胞供应能量。

# 10. 什么是食物血糖生成指数？

食物的血糖生成指数（GI）是指吃一定量的某种食物后，血糖升高快慢的指标。GI 是由人体试验而来，因人而异。

GI 是反应食物引起餐后血糖升高的有效指标。一般 GI 越大，食物升糖速度越快。

（1）GI ≤ 55 时，食物在胃肠中停留时间长，食物吸收慢，吸收率低，葡萄糖产生慢，血糖升的慢，为低 GI 食物。

（2）55 < GI < 70 时，食物升糖速度居中，为中等 GI 食物。

（3）GI ≥ 70 时，食物进入胃肠后消化快，吸收率高，葡萄糖产生快，血糖升得快，为高 GI 食物。

食物的血糖生成指数一般是粗粮低于细粮；复合碳水化合物低于精制糖；多种食物混合低于单一食物。烹调时间延长，食物软烂，血糖生成指数则会增高。

# 11. 不同食物的升糖指数如何？

糖友适合吃升糖指数低的食物，即 GI 低的食物，有利于血糖控制。

（1）GI ≤ 55 的食物：如意大利面、荞粉、芋头、山药、小麦面条、西红柿、黄瓜、牛奶、脱脂牛奶、酸奶、樱桃、香蕉、葡萄、苹果、梨、花生、扁豆、绿豆、果糖、木糖醇、艾素麦、麦芽糖醇、山梨醇。

（2）56 ≤ GI ≤ 69 的食物：如荞麦面条、煮马铃薯、甜菜、菠萝、葡萄干、蔗糖。

（3）GI ≥ 70 的食物：如米饭、馒头、白面包、苏打饼、红薯、南瓜、西瓜、哈密瓜、葡萄糖、砂糖、麦芽糖、蜂蜜。

## 12. 什么是血糖负荷？

血糖生成指数（GI）只考虑了食物种类对血糖的影响，而血糖负荷（GL）则综合考虑了食物种类和食物摄入量对血糖的影响，可以更好地帮助糖友选择合适的食物种类和进食量。

血糖负荷的计算公式为：

GL=GI × 摄入该食物的实际可利用碳水化合物的含量（克）÷100。GL > 20 是高 GL 食物；GL 为 10 ~ 20 是中等 GL 食物；GL < 10 是低 GL 食物。

## 13. 糖尿病营养治疗的原则是什么？

（1）控制饮食总能量，有利于控制血糖和体重：①主食定量，主食摄入量因人而异，糖友可根据自己的身高、体重及活动量，定量进餐；②最好选用血糖生成指数低的主食，主食中可添加全谷物和杂豆类食物。

（2）限制饱和脂肪酸和胆固醇的摄入量：饱和脂肪酸的摄入量应低于总能量的10%，胆固醇的摄入量应低于300 mg/d。糖友应适量吃畜肉，少吃肥肉。畜肉，尤其是肥肉含有较多的饱和脂肪酸，可增加糖尿病患病风险。

（3）保证蛋白质的摄入：①成年糖友蛋白质摄入量为每天每千克体重 0.8～1.2 克；②孕妇、哺乳期妇女、营养不良或伴消耗性疾病者增至每天每千克体重 1.5～2.0 克；③糖尿病肾病但肾功能正常者应限制至每天每千克体重 0.8 克；肾小球滤过率（GFR）降低者，需降至每天每千克体重 0.6～0.7克。蛋白质含量较多的食物有肉类、牛奶、大豆及其豆制品等。

（4）摄入丰富的膳食纤维，成人膳食纤维的摄入量为每天 25～30 克：多吃蔬菜，《中国居民膳食指南（2016）》推荐糖友每日蔬菜摄入量不应低于 500 克。富含膳食纤维的食物可延缓食物吸收，增加饱腹感；还可降低餐后血糖，改善糖、脂代谢紊乱。

（5）摄入充足的维生素，适量的矿物质：糖友可以选择低 GI 的水果，合理安排食用时间，如选择两餐中间或者运动前、后，每次食用数量不宜过多。

（6）限盐，每日食盐摄入量低于 6 克。

（7）戒烟，限酒。

# 14. 怎么搭配三餐的营养物质？

主食是大米、面粉及各种杂粮的总称，副食一般指肉类、鱼类、豆类、蔬菜及水果等。

谷薯类食物碳水化合物含量较高，也含少量蛋白质、脂肪；肉、蛋、奶、大豆蛋白质含量高，也含脂肪；蔬菜富含维生素、无机盐、膳食纤维，含能量较少；油脂、坚果的脂

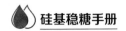

肪含量高。

　　早、中、晚三餐分别吃每日所需能量的 1/5、2/5、2/5 或 1/3、1/3、1/3，也可按 4 餐分配为 1/7、2/7、2/7、2/7。副食可以根据饮食习惯灵活吃，比如，早餐副食少点，午餐副食多点。一天吃两顿、不吃早餐是很不健康的，大家应尽量早餐吃得好，午餐吃得饱，晚餐吃得少。

# *15.* 三餐为什么要定时定量？

　　三餐定时定量是指每天进餐的时间点和进食量要相似。合理的三餐时间一般为：早餐 06：30 ～ 08：30，午餐 11：30 ～ 13：30，晚餐 18：00 ～ 20：00，两餐时间间隔 4 ～ 6 小时。

　　少吃、不吃、长时间饥饿，不仅不利于降糖，反而可能引起血糖升高。身体有自我调节机制，长时间不吃东西，没有足够的糖类供能，身体会分泌升糖激素，促进肝糖原分解，产生葡萄糖供应能量，血糖不仅不会降低，还可能升高。

　　出差、旅游时，糖友也要尽量保持规律的三餐时间。

# *16.* 什么是少量多餐？

　　"少量"是指每餐少吃点，"多餐"是多吃几顿，或在两餐之间加一次餐。这样既有利于降低餐后血糖，又有利于防止胰岛素作用高峰的时候引起低血糖，减小血糖波动。加餐尽量吃膳食纤维丰富、饱腹感强、升糖少的食物，如水果、鸡蛋、奶、黄瓜、西红柿等。

# 17. 糖友如何控制食物量？

成年糖友每天可以吃主食 250 ～ 400 克（肥胖者可控制在 200 ～ 250 克），蔬菜 500 克，水果 150 ～ 200 克，奶制品 100 ～ 200 克，鱼、虾、肉、蛋共 150 ～ 200 克，豆制品 100 ～ 200 克，烹调油 20 ～ 30 克，食盐 3 ～ 6 克。

主食不要光吃精米、精面，吃点五谷杂粮，粗粮与细粮比例宜为 1 : 3 ～ 1 : 2。

糖友家里最好备个食物称，做饭的时候大概称一下，时间长了，不称也能估计个八九不离十。想省事的话，可以毛估一下重量，每顿饭主食、水果吃一拳头大小的量，蔬菜吃两只手刚好能捧起的量，肉、水产品吃一个手掌心大小的量，油用一个大拇指指尖大小的量。

# 18. 主食的量如何换算？

糖友宜每天摄入主食 250 ～ 400 克（生重），主食重量熟重是生重的 1.5 倍。因为大米、白面等做熟后，水分增加，重量会增加。50 克的面粉能做出 75 克馒头，50 克生面能做出 75 克馒头，50 克生米能做出 75 克米饭。

在碳水化合物计数法中，含 15 克碳水化合物的食物（不论其来源）可以被认为是一份碳水化合物。碳水化合物计数法可以保持每餐摄入相似碳水化合物数量，使糖友较容易达到控制血糖的目的，同时又可以丰富食物的多样性。一份碳水化合物相当于 60 克米饭、35 克馒头的量。一般 100 克土豆、60 克地瓜、300 克南瓜、120 克山药、75 克玉米、100 克藕、

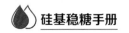

200 克胡萝卜、35 克栗子可以替换 60 克米饭或 35 克馒头。

## *19.* 主食吃得越少越好吗?

主食虽然升糖,但不是吃得越少越好,每天吃 250 ~ 400 克较好。

碳水化合物是构成机体组织的重要物质,可以贮存和提供能量,碳水化合物的主要生理功能为:维持神经和心脏功能、节约蛋白质、调节脂肪代谢(抗生酮作用)、解毒或保健、增强肠道功能、维持肠道健康等;若碳水化合物摄入不足,身体机能、抵抗力、免疫力会下降,可能会引起酮血症、酮尿症等疾病。

## *20.* 为什么主食要粗细搭配?

粗粮富含膳食纤维,比细粮升糖慢。糖友应该用部分粗杂粮(如全谷、全麦食物、玉米、小米、高粱、燕麦、荞麦、红豆、绿豆、毛豆、黄豆,)代替部分精面、精米。一顿饭粗粮与细粮按 1 ∶ 3 搭配,也可以粗粮、细粮交替着吃。

每天吃主食(谷薯类)250 ~ 400 克,其中全谷物、杂豆 50 ~ 150 克,薯类 50 ~ 100 克。

谷物有糯米、杂粮、粳米、籼米等,从血糖生成指数看,糯米>粳米>籼米,糯米升糖多,不宜多吃;籼米蒸米饭,比粳米好一些。小米、黑米、红米等杂粮要少吃,多吃糙米、薏仁、燕麦等比较好。

但是,大家不能只吃粗粮、不吃细粮,粗粮不好消化,吃多了会加重胃肠道的负担，长期不吃细粮容易营养不良。

## 21. 细粮有哪些？

细粮指的是经过精细加工后的成品粮，主要包括精米、精面等。

一般粗粮的 GI 要比细粮低，复合碳水化合物的 GI 要比精制糖低，混合食物的 GI 要比单一食物低；而且随着烹调时间的不断延长，食物的升糖能力会增快。所以在选择主食时要注意粗细搭配，这样不仅可以增加食物的品种，还可以改善食物的口感，更能维持血糖稳定；同时，食物烹调时间不宜过长，主食烹调至有嚼劲的程度即可。

## 22. 粗粮有哪些？

粗粮主要包括谷类、豆类和薯类等。

谷类指的是以禾本植物为主的粮食作物的种子，主要包括稻米、小麦、大麦、玉米、高粱、粟等。全谷物是指完整的谷物种子或经碾磨、粉碎等加工仍保留了完整谷粒的胚乳、胚芽和麸皮及其天然营养成分的谷物。主要有糙米、玉米粒、燕麦、高粱、小麦、青稞、荞麦等。

豆类是食物中优质蛋白质的重要来源，也是维生素、矿物质和膳食纤维的良好来源，豆类食物主要有大豆、红豆、绿豆、黄豆、蚕豆、豌豆、扁豆、芸豆等。

薯类的 GI 低于精制米面，薯类中碳水化合物的含量为25% 左右，而蛋白质、脂肪含量都比较低。薯类食物主要包

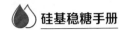
括马铃薯（土豆）、甘薯（地瓜）和山药等。

## 23. 常见主食的血糖生成指数是多少？

食物的 GI 越大，升糖越快。

大米饭的 GI 为 90，升糖速度快，每餐米饭不要吃太多。

白面馒头的 GI 为 85，升糖速度快，每餐也不宜多吃。

小麦面条的 GI 为 81.6，升糖速度快，每顿少吃点。

白小麦面包的 GI 为 75，升糖速度快，尽量少吃点。

## 24. 玉米粉和小麦粉哪个更升糖？

每 100 克小麦粉约含碳水化合物 70.9 克，每 100 克玉米粉约含碳水化合物 78.4 克，二者差不多。小麦粉的 GI 为 81.6，较高；玉米粉的 GI 为 68，中等。GI 越低，升糖越慢。小麦粉抗性淀粉含量 8% 左右；玉米粉抗性淀粉含量 60% 左右。抗性淀粉含量越高，升糖速度越慢。所以玉米粉升糖速度更慢一点，更适合糖友。

## 25. 膳食纤维每天吃多少？

每天应吃 25 ～ 30 克膳食纤维。

一日三餐主食应多选择全谷、全麦食物，用部分粗粮代替部分精面、精米；每顿饭应粗粮、细粮、结合，也可以粗粮、细粮交替着吃。另外，建议主食减少点，适当加点杂豆类，如红豆、绿豆、毛豆、黄豆等。

糖友要做到顿顿饭有蔬菜，尤其是叶子、茎类蔬菜，吃蔬菜和吃水果时最好不要削皮。因为果皮里含有很多膳食纤维，能延缓食物升糖速度。

## 26. 哪些食物膳食纤维含量高？

蔬菜的叶、茎富含膳食纤维，钾、钙、镁、维生素 C、维生素 $B_2$、叶酸、胡萝卜素等含量丰富。

水果富含碳水化合物、膳食纤维、钾、镁、维生素 C、胡萝卜素等。

谷类、薯类和杂豆类主食，富含淀粉、蛋白质、膳食纤维、B 族维生素。

## 27. 膳食纤维有哪些好处？

增加饱腹感，减少主食量，有助于减小餐后血糖波动、减轻体重；降低血胆固醇，预防胆结石；改变肠道菌群，产生更多的益生菌；润肠通便。

## 28. 淀粉类蔬菜有哪些？

淀粉类蔬菜有：白薯、紫薯、地瓜、土豆、山药、芋头、菱角、蚕豆、红豆、绿豆、豌豆、南瓜、玉米等。

这些蔬菜淀粉含量高，吃这些蔬菜要减少主食量。

# 29. 糖友适合吃哪些蔬菜？

糖友应少吃根、块茎的菜，多吃叶、细茎类蔬菜。叶、细茎类蔬菜如生菜、菠菜、芹菜、青菜、鸡毛菜、菜心、油菜、白菜、娃娃菜、芥蓝、西蓝花、菜花等。

海鲜菇、金针菇、茶树菇、蘑菇、鲜蘑、腐竹、豆丝、豆腐、豆腐干、海带、裙带菜、羊栖菜、紫菜、鹧鸪菜、石花菜等，也适合糖友吃。

# 30. 水果含糖量高吗？

水果是平衡膳食的重要组成部分，可以为人体提供碳水化合物、维生素、膳食纤维、胡萝卜素、钾、镁等营养成分。水果所含的碳水化合物主要是葡萄糖、果糖和蔗糖。按甜度排序：果糖＞蔗糖＞葡萄糖，果糖甜度大约是蔗糖的 1.8 倍；葡萄糖甜度大约是蔗糖的 70%。按 GI 大小排序：葡萄糖（GI 为 100）＞蔗糖（GI 为 65）＞果糖（GI 为 23）。血糖生成指数越高，血糖升得越快，所以糖友可以选择吃一些血糖生成指数低的水果，合理搭配，有利于控制血糖，同时补充多种维生素等营养素。

含糖量相同，血糖生成指数越低的水果升糖越慢，如苹果、梨、枇杷等；而血糖生成指数越高的水果升糖越快，如猕猴桃、香蕉、荔枝等。所以并不是越甜的水果含糖量越高，越升糖，除了要看甜度，还要看水果的含糖量和血糖生成指数。

## *31.* 糖友应如何吃水果？

糖友每天吃 100～200 克新鲜的水果，有益健康。

100～200 克水果建议分 2～3 次吃，一般 100 克水果含 15 克左右碳水化合物，半个大苹果或者一个小苹果约是 100 克。

青瓜、橙子、山楂、柚子、柠檬、桃子、猕猴桃、李子、杏、枇杷、草莓、樱桃、桑椹等，每 100 克中含糖量少于 10 克，适合糖友，每天可以吃 200 克左右。

香蕉、石榴、甜瓜、荔枝、杧果等，每 100 克中含糖量为 11～20 克，血糖稳定的糖友可以适量少吃点。

红枣、红果、干枣、蜜枣、柿饼、葡萄干、杏干、杧果干、桂圆、果脯，每 100 克中含糖量高于 20 克，不适合糖友。

## *32.* 水果餐前吃好还是餐后吃好？

餐前吃 30～50 克酸一点的水果，如梅子、杏儿、橘子等，可以刺激胰岛先分泌一点胰岛素。这样，等主食吸收时，已经有点胰岛素了，有助于降低餐后血糖。胃酸偏少，消化不良的人，餐前吃点酸水果，水果的有机酸可以刺激消化液、胆汁分泌，促进营养物质吸收。

也可以把水果放在两餐之间，当作加餐吃，能补充能量和营养，避免饥饿，最好和前后两顿饭间隔 1～2 小时以上。不要吃完饭马上吃水果，这样餐后血糖容易高。

## 33. 鲜榨果汁和水果有啥区别?

与水果相比,一杯鲜榨果汁需要好多水果才能榨出来,而且一般会加糖,糖分较多;果汁加热或放置久了维生素 C 可能被氧化,增强免疫力作用会减弱;榨果汁过程中,很多膳食纤维会被破坏,升糖速度比吃水果快。水果比果汁适合糖友食用。

## 34. 哪些海鲜、肉类适合糖友食用?

海参、扇贝、牡蛎、鳝鱼、鲫鱼、鲢鱼、黄鱼、武昌鱼、鲈鱼、草鱼、黑鱼、三文鱼、青鱼、鲜虾、海蜇皮,这些水产品清蒸、煲汤都适合糖友吃。

瘦牛肉、瘦猪肉、鸡肉、鸭肉清炒、煮、炖、煲汤都可以吃,鸡皮、鸭皮、猪皮等最好不要吃。

肉汁、浓汤不要喝,清淡的排骨汤、鸡汤、鱼汤可以喝。

红烧肉、锅包肉、糖醋排骨、糖醋里脊、菠萝咕咾肉、溜肉段、红烧狮子头最好不要吃。

动物肝脏、大肠、猪肚、牛肚、腰花、肥肉要少吃。

## 35. 优质蛋白营养价值排行榜

对于动物性食物,吃四条腿的不如吃两条腿的,吃两条腿的不如吃没有腿的;水里游的比地上跑得好一些。如果每天吃 150 克肉,最好四条腿的、两条腿的和没有腿的肉各吃 50 克。

海鲜、瘦肉中优质蛋白营养价值排序：鱼、虾、蟹＞鸡肉＞鸭肉＞羊肉＞牛肉＞猪肉。

可以常吃的肉食：鱼、虾、蟹、鸡肉、鸭肉、鸽肉、鹌鹑肉、兔肉、瘦羊肉、瘦牛肉、瘦猪肉。

适量少吃的肉食：动物肝脏、肾脏、心脏、大肠、猪肚、牛肚、猪蹄。

尽量不吃的肉食：香肠、火腿、炸鸡、菠萝咕咾肉、红烧肉、糖醋里脊、糖醋小排、腊肉、腌肉、熏肉。

## 36. 人体摄入的脂肪来源有哪些?

脂肪在维护身体健康方面起着重要作用。我们日常食用的烹饪油是脂肪的重要来源，烹饪油可以分为两种：

（1）动物性脂肪：如烹饪用的牛油、猪油、羊油等；还有肉、乳、蛋中的脂肪。这类脂肪含饱和脂肪酸比较多，可使血清胆固醇升高。

（2）植物油：包括花生油、芝麻油、豆油、玉米油、菜籽油等，植物油含不饱和脂肪酸比较多。不饱和脂肪酸又可以分为多不饱和脂肪酸和单不饱和脂肪酸，在不增加摄入油脂总量的情况下，单不饱和脂肪酸有一定的降血糖和降血脂的作用。因此，血脂高的糖友可以选择单不饱和脂肪酸含量较高的植物油。

## 37. 血糖高者适合食用哪些食用油?

橄榄油、大豆油、玉米油、花生油、芝麻油、葵花子油，糖友可以常吃。

棕榈油、椰子油、可可油、辣椒油，糖友宜少吃。

猪油、牛油、羊油、奶油、黄油，糖友尽量不要吃。

## *38.* 血压高者适合食用哪些食用油？

血压高者要清淡饮食，"清"是少吃油，食用油选橄榄油、花生油、菜籽油、葵花子油；"淡"是少吃盐，每天吃盐少于6克。

## *39.* 不同的烹调方式适合用哪种食用油？

炒菜、煎炸油烟多，加热温度高，要用稳定性较好的植物油，如一级玉米油、一级大豆油、一级菜籽油、高油酸葵花子油、葡萄籽油。油温尽量不要太高。

炖、煮、蒸菜加热的温度一般不高，可以选的油较多，初榨橄榄油、南瓜子油、小麦胚芽油、小磨香油等。

凉拌菜适合特级初榨橄榄油、初榨亚麻籽油、初榨苏籽油、初榨南瓜子油、初榨核桃油等。这些油保留的营养素多，味道好。

## *40.* 糖友可以喝粥吗？

糖友可以喝粥，杂粮粥较好，能增加膳食纤维含量，延缓食物的升糖作用。

熬粥时宜粗细搭配。粗粮包括两类：一种是未经精细加工的糙米、全麦等；另一种是杂粮，如玉米、小米、黑米、大麦、燕麦、荞麦及各种杂豆。

"十谷米"包括糙米、黑糯米、小米、荞麦、芡实、燕麦、莲子、玉米、小麦和红薏仁等，适合糖友日常食用。

粥不要熬得太烂。粥熬得越烂，糊化程度越高，越容易升糖。

## 41. 糖友适合吃藜麦吗？

藜麦属于全谷物，有助于预防 2 型糖尿病，改善血糖。

藜麦的膳食纤维含量很高，约7%，用藜麦代替部分主食，饱腹感强，有利于减小餐后血糖波动、减轻体重。藜麦中的蛋白质是植物蛋白，肾不好的糖友不要吃。

## 42. 糖友可以吃牛排吗？

牛排是精瘦肉，蛋白质、脂肪含量高，比碳水化合物含量高的肉类升糖幅度小。

糖友可适量吃牛排，但需要注意蘸酱的选择：

（1）法式白酱是含有面粉的，糖友尽量少用。

（2）干的黑胡椒粉比浓稠的黑胡椒汁对血糖影响小，适合糖友食用。

（3）牛骨烧汁是熬制的肉汤，脂肪较高，血脂、尿酸高者少用。

（4）波米滋汁含黄油、鸡蛋黄，胆固醇较高，血脂高者少用。

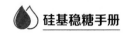

## 43. 糖友可以吃意大利面吗？

意面较韧，比一般面条升糖慢一点，糖友可以适量吃有嚼劲的意面。意面酱汁最好自己做，不要加淀粉勾芡，用新鲜西红柿、洋葱头做，不要用番茄酱，可以加点醋。

吃意面多搭配一些蔬菜，如黄瓜、西蓝花、生菜、烤菠菜、蔬菜沙拉等，可以吃一点培根、鸡胸肉、牛排、白煮蛋等。

## 44. 糖友可以吃比萨吗？

比萨和中式饼类最大的区别是加有各种芝士，芝士能量非常高，升糖时间很持久，不宜多吃。实在想吃的时候一定要控制用量，吃比萨的量要比其他主食少一点，保持总能量和吃米饭、面条时相当。

先喝点清淡的汤，如紫菜蛋花汤、青菜豆腐汤等，再吃点蔬菜沙拉、凉拌菜，最后吃一点比萨，慢点吃，升糖会慢一点。

## 45. 糖友可以吃三明治吗？

三明治里面一般会加沙拉酱、千岛酱、番茄酱、甜面酱、蛋黄酱等，能量很高。

糖友吃三明治的话最好自己做，多加新鲜蔬菜、生菜、黄瓜、番茄等，还可以加培根、鸡胸肉、无淀粉火腿等，注意不要放酱料；面包片可以选杂粮的吐司片，升糖慢一点。

## 46. 糖友可以吃汉堡吗？

西红柿、黄瓜、生菜、牛肉、鸡肉、面包都是健康食品，为什么汉堡就不健康了？

因为汉堡里的鸡肉是裹淀粉油炸的，对血糖影响大，且有人还会加千岛酱、蛋黄酱、沙拉酱等，这些酱料能量很高。

汉堡升糖高而持久，糖友最好不要吃。

## 47. 糖友可以吃沙拉吗？

蔬菜沙拉、含糖量低的水果沙拉，比较适合糖友，一盒沙拉的能量和碳水化合物含量一般比一碗米饭或面条低。

吃沙拉最好用油醋汁、海盐、酸奶等简单的酱料，不宜用千岛酱、凯撒酱、芝麻酱、蜂蜜芥末酱等高能量、高碳水化合物的酱料。

## 48. 哪些烹调方式适合糖友？

同样的食材，不同烹调方式，胃肠道消化吸收速度不一样，餐后血糖曲线高峰也不一样。例如：

喝大米粥后血糖曲线高峰早且高；吃炒米饭后血糖曲线高峰持续时间很长。

水煮鸡胸肉对血糖影响小；炸鸡对血糖影响很大。

油炸、油煎、油焖、过油、油煸、红烧、烧烤、卤制、酱烧、腌制的食物，建议糖友少吃或不吃。

蒸、煮、炖、清炒、汆、灼、焯、煲、熬、烫、凉拌的

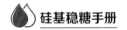

食物适合糖友。

## 49. 哪些佐料不适合糖友？

酸甜酱、番茄酱、芝麻酱、花生酱、甜面酱、豆瓣酱、黄豆酱、辣椒酱、鱼酱、蚝油、沙茶酱、凯撒酱、千岛酱、芥末酱等酱料含的碳水化合物、盐分较多，糖友尽量不要用这些佐料做菜。

建议糖友炒菜时少放食用油、食盐、鸡精、味精、白砂糖、胡椒粉、五香粉、十三香、辣椒，多放醋、葱、姜、蒜；做菜、煲汤不要勾芡、打卤汁、放淀粉。

## 50. 什么是无糖食品？

无糖食品是指每 100 克（固体）或 100 毫升（液体）中含糖量 < 0.5%（0.5 克）的食品。其他成分与普通食品相似。

无糖食品只是没有加入蔗糖，但多数还是含碳水化合物的，吃了会生成葡萄糖，升高血糖。以无糖饼干为例，它只是没有额外加糖，但制作饼干的原材料本身就是碳水化合物，升糖作用仍然比较明显。

选无糖食品要看配料表，适当选一些含有低聚糖和糖醇的食品，尽量少选含有阿斯巴甜、甜蜜素、安赛蜜的食品。

同类的食品，如酸奶、面包，糖友适合选用无糖的，但是也要控制食用量，不要觉得无糖就可以随便吃，吃很多。

## 51. 不甜的食物糖友能多吃吗？

大家都知道糖友不宜吃甜食，有不少人却误以为"不甜的不用忌口"，无糖食品、咸面包、坚果可以随意吃。

各种面包、饼干、点心都是粮食做的，与米饭、面条、馒头一样，吃了都会变成血液里的葡萄糖，升高血糖。

无糖的、咸的糕点糖友可以当成主食吃，但要控制好主食总摄入量，不要当零食随意吃，吃很多。

## 52. 每餐吃到几分饱好？

七分饱是觉得不撑，但是继续吃的欲望也不大，可吃可不吃，吃得越来越慢，一直坐在饭桌前的话，还可以继续吃，下桌后不吃也还行；八分饱是感觉饱了，再吃点也行；九分饱是继续吃会感觉撑；十分饱是一口也吃不下去了。

如果一日三餐较规律，每餐吃到七分饱，到下一餐前一般不会饿。细嚼慢咽吃到七分饱，餐后血糖波动较小，也能减轻胰岛负担。吃得多血糖波动较大，胰岛负担也较重。

## 53. 如何减小餐后血糖波动？

细嚼慢咽有助于控制血糖，每餐进餐时间延长到 20～30 分钟，每口饭咀嚼 20～30 下。

在膳食结构供给合理的情况下，改变进餐顺序，按照汤—蔬菜—肉类—主食—水果的顺序进餐，可延长碳水化合物的摄入时间，还可降低餐后血糖波动，有利于糖友血糖控制。

先吃菜后吃饭能有效控制餐后血糖。

主食搭配适量膳食纤维、蛋白质、脂肪类食物一起吃，延缓升糖。

不要高温烹调，烹调温度越高，食物升糖速度越快。主食不要一出锅就吃，放凉一点再吃，升糖慢。

食物少煮一会儿，韧点吃，有嚼劲，升糖慢，大米粥比白米饭升糖要快。

加工很细的精米、精面；糖分高的主食，如月饼、汤圆、粽子、桂花糕；糊状的主食，如面汤、玉米羹、米糊、面糊、勾芡的汤、打卤的汤；油脂和碳水混合的食物，如炒米、炒面、炒粉、煲仔饭、油酥饼、锅盔、葱油饼等，这些主食升糖快、高，不适合糖友。

## 54. 哪些食物维生素 A 含量高？

维生素 A 多存在于动物性食物中。动物肝脏、蛋黄、鱼肝油、畜禽肉类、鱼和海鲜、奶、奶制品都富含维生素 A，羊奶中维生素 A 的含量要高于牛奶。

植物性食物中虽不含维生素 A，但某些水果中含有的丰富的类胡萝卜素，类胡萝卜素是可以转化为维生素 A 的。

一般在深绿色、红色、橙色、黄色的蔬菜（如牛皮菜、羽衣甘蓝、菠菜、油菜、水芹菜、南瓜、玉米、胡萝卜、辣椒、番茄、番薯等）中类胡萝卜素含量比较多。

富含类胡萝卜素的水果有梨、苹果、香蕉、杏、荔枝、香瓜、樱桃、枇杷、橘子等。

维生素 A 对皮肤、眼睛好，能保护视力，防治夜盲症。

缺乏维生素 A 容易皮肤干燥、角化、脱屑，起鸡皮疙瘩，皮肤摸起来像粗砂、不光滑；指甲多纹，不光泽，容易断；毛发干、脆，容易掉。还会对视力有影响，有可能出现在晚上或者光线不好的环境下看不清或者看不见东西的情况。

# 55. 哪些食物 B 族维生素含量高？

家禽肉类、动物肝脏与肾脏、鱼；牛奶、奶制品、蛋黄；绿叶蔬菜，胡萝卜、香菇、紫菜、茄子、芹菜、鲜豆类蔬菜，如毛豆、豇豆、豌豆、扁豆、荷兰豆、四季豆；水果，如柑、橙、乌梅、黑枣；五谷杂粮，如米糠、全麦、燕麦、麦麸、花生、黑米、黑芝麻、黑豆等食物富含维生素 $B_1$，粮谷类的表皮中维生素 $B_1$ 的含量很高。

白肉，如鸡肉、鱼肉、鸭肉；动物肝脏、豆类、蛋黄；水果和绿叶蔬菜中，维生素 $B_6$ 含量较高。瘦肉、鱼、虾、蟹、牛奶、鸡蛋中维生素 $B_{12}$ 含量都较多，植物性食物基本不含维生素 $B_{12}$。

B 族维生素能调节内分泌，提高免疫力，抗衰老，美白，促进睡眠，缓解情绪等作用。其中，维生素 $B_1$ 有助于消化，缓解疲劳，减轻晕车、晕船症状，促进神经系统发育和正常工作；预防和治疗糖尿病肾病。

维生素 $B_6$ 能降低甘油三酯、胆固醇，防治贫血，缓解恶心、呕吐。

维生素 $B_{12}$ 能改善血糖、血脂代谢，营养神经，促进孩子神经功能发育；预防和治疗糖尿病周围神经病变、自主神经功能紊乱。

缺乏 B 族维生素容易得日光性皮炎、湿疹、脂溢性皮炎、口角炎、口腔溃疡、眼睛干涩、脚气病。

## 56. 哪些食物维生素 C 含量高？

水果如番石榴、圣女果、猕猴桃、酸枣、山楂、柑橘、柚子、草莓、刺梨、沙棘、野蔷薇果等维生素 C 含量高。

蔬菜如菠菜、空心菜、茼蒿、莜麦菜、紫甘蓝、韭菜、西蓝花、菜花、苋菜、苜蓿、芦笋，丝瓜、黄瓜、苦瓜、西红柿、青椒、青豆、豌豆等维生素 C 含量高。其中，辣椒的维生素 C 含量最多；蔬菜的新叶比老叶含的维生素 C 量高；叶比茎含维生素 C 量高。

维生素 C 有抗氧化、解毒的作用，有助于增强免疫力、抵抗力、应激能力，预防感冒、病毒、细菌感染、痛风。

缺乏维生素 C 主要引起坏血病，可能会疲乏无力、倦怠、身体虚弱、情绪低落、多疑、厌食、营养不良、面色苍白、出血、牙龈炎、骨质疏松，肌肉、关节疼痛，容易引起各种炎症、感染。

## 57. 哪些食物维生素 D 含量高？

维生素 D 主要通过紫外线照射我们的皮肤来合成，以及从膳食中获得。

含脂肪高的海鱼，如虹鳟鱼、大马哈鱼；动物的肝脏，如猪肝、羊肝、牛肝、鸡肝；各种蛋的蛋黄，如鸡蛋黄、鸭蛋黄、鹅蛋黄；牛奶、羊奶、奶油、奶酪等，维生素 D 含量较高。

维生素 D 能促进钙吸收，维生素 D 要和钙一起补充，钙才能吸收。

小朋友缺乏维生素 D，可能引起骨骼变软、变形，导致
X 形或 O 形腿、鸡胸、出牙迟及不齐、龋齿；成年人缺乏维
生素 D 容易骨质软化、骨质疏松。还会导致钙吸收不足，出
现肌肉痉挛、小腿抽筋等情况。

## *58.* 哪些食物维生素 E 含量高？

富含维生素 E 的食物有：

谷物：荞麦、小麦、大豆、玉米、芝麻、燕麦、糙米、红米、
黑米、小米、高粱。

蔬菜：芹菜、白菜、菠菜、莜麦菜、生菜、木耳、猴
头菇。

新鲜的水果：苹果、梨、桃、杏、樱桃、草莓、香蕉。

坚果：瓜子，葵花子，桃仁，腰果、榛子、核桃、开心果、
夏威夷果、杏仁。

植物油：花生油、大豆油、玉米油、芝麻油。

维生素 E 能抗氧化、抗衰老、祛斑和痘印、美白护肤、
抗动脉粥样硬化、提高免疫力、调节性激素代谢。

缺乏维生素 E 容易出现色斑、皱纹，头发干燥、分叉，
乏力等。

## 参考文献

［1］孙长颢.营养与食品卫生学［M］.8 版.北京：人民卫生出版社，
　　　2017：248-254.

［2］运动膳食与营养编写组.运动膳食与营养［M］.北京：北京体育大学出版社，2016：3-89.

［3］中国超重／肥胖医学营养治疗专家共识编写委员会.中国超重／肥胖医学营养治疗专家共识［J］.中华糖尿病杂志，2016，8（9）：525-535.

［4］中华医学会糖尿病学分会.中国2型糖尿病防治指南（2013年版）［J］.中华糖尿病杂志，2014，6（7）：447-498.

［5］中华医学会糖尿病学分会.中国2型糖尿病防治指南（2017年版）［J］.中华糖尿病杂志，2018，10（1）：4-67.

［6］中华医学会糖尿病学分会.中国2型糖尿病防治指南（2020年版）［J］.中华糖尿病杂志，2021，13（4）：315-409.

［7］葛均波，徐永健，王辰.内科学［M］.9版.北京：人民卫生出版社，2018：725-753.

［8］王辰，王建安.内科学［M］.3版.北京：人民卫生出版社，2015：1074-1109.

［9］中华医学会糖尿病学分会，中国医师协会营养医师专业委员会.中国糖尿病医学营养治疗指南（2013）［J］.中华糖尿病杂志，2015，7（2）：73-85.

［10］葛可佑，杨月欣.中国营养科学全书［M］.2版.北京：人民卫生出版社，2019：1810-1830.

［11］中国营养学会糖尿病营养工作组.《中国2型糖尿病膳食指南》及解读［J］.营养学报，2017，39（6）：521-529.

［12］中国营养学会.中国居民膳食指南（2016）［M］.北京：人民卫生出版社，2016：2-107.

［13］冯晓慧，蔡东联.糖尿病患者如何选择食用油［J］.糖尿病天地·文摘，2009（11）：26.

［14］甘沐英.不同食物进餐顺序对 2 型糖尿病患者餐后血糖的影响［J］.医学信息，2015（42）：18.

［15］苑青.喝汤是否会影响血糖［J］.糖尿病天地·教育刊，2010（11）：42.

# 第四章

## 运动知识

## 1. 运动有哪些好处?

运动能改善身体代谢，减轻体重，增加胰岛素敏感性。强度较低的运动，能量代谢以利用脂肪为主。强度中等的运动，有明显的降低血糖的作用。

运动能增加血管弹性，促进全身血液循环，降低血压。

运动能降低胆固醇、甘油三酯及低密度脂蛋白胆固醇（LDL-C），增加高密度脂蛋白胆固醇（HDL-C），改善血脂。

运动可以改善体质，增强心肺功能，促进全身血液循环及新陈代谢，增强免疫力及抗应激的能力，减少感染的机会。

## 2. 运动后血糖怎么变化?

运动后血糖不是一成不变的，血糖曲线可能升高、降低、先升高后降低、先降低后升高或无明显变化。

血糖是一个天平，人体内降糖砝码、升糖砝码是同时存在的，血糖结果是升降糖砝码博弈的过程，降糖砝码胜，则血糖降低；升糖砝码胜，则血糖升高。

一般运动都会消耗能量，降低血糖；若运动后血糖波动不大，可能是运动的降糖效应与食物或升糖激素的升糖效应互相抵消了。

## 3. 运动后血糖为什么会升高?

若运动后血糖升高，一般是运动强度低、时间短、消耗能量较小，抵不过食物或升糖激素的影响所致。

一般一顿饭产生的能量大于运动消耗的能量，餐后运动血糖总体表现可能还是升高，只是升高幅度小了。

运动时或运动后血糖升高，也可能是因为剧烈运动引起肾上腺素分泌，运动时葡萄糖生成量超过消耗量，导致血糖升高。

## 4. 运动后血糖为什么会降低？

运动是很好的降糖砝码，血糖比较高或正在上升时，运动往往能降低血糖。

运动的时候，肌肉中的糖原被消耗，血液里的葡萄糖被肌肉吸收，血糖会降低。

运动锻炼的降糖效应长达 8 小时，即使由于每时每刻都有各种升降糖因素在作用，血糖可能时而升高，时而降低，有多个小波动，但大趋势一般是下降的。

长时间运动，如爬山；高强度运动，如快速跳绳；不熟悉的运动的增加，如平时不游泳，突然参加游泳 1 小时，均可能导致运动后血糖降低。

## 5. 运动后血糖为什么会先升高后降低？

运动时交感神经兴奋，肾上腺素分泌增多，可能引起血糖升高；但运动锻炼会消耗能量，运动后血糖一般会慢慢下降。

若吃完东西后运动，由于食物还在消化吸收的高峰期，食物升糖幅度可能比运动降糖幅度大，血糖表现为上升；慢慢地食物消化吸收完毕，运动消耗掉大量能量，血糖会逐渐下降。

## 6. 运动后血糖为什么会先降低后升高?

运动锻炼降血糖的效果有时是立竿见影的,运动时血糖可能就开始下降了;慢慢地,由于运动降糖效应减弱,饮食等升糖效应增强,血糖可能转而上升。

当运动的降糖效应较大,占主导地位时,血糖会降低;当降糖效应弱于当时的升糖因素时,血糖就会渐渐升高。

## 7. 为什么运动能降糖?

运动可以增加机体能量的消耗,减少脂质在体内堆积,改善脂肪和蛋白质代谢紊乱,增加骨骼肌细胞摄取、利用葡萄糖,增强胰腺分泌胰岛素的能力,从而降低血糖。所以,运动的降糖效应表现在两方面:一方面是骨骼肌细胞中肌糖原被消耗,骨骼肌细胞吸收血液中的葡萄糖,运动第 0 ～ 10 分钟,消耗肌肉细胞和肝脏中的能量;运动第 10 ～ 30 分钟,消耗血液中的葡萄糖;另一方面是运动增加胰岛素敏感性,使同样剂量的胰岛素发挥更大的降糖作用,从而改善血糖。

## 8. 为什么运动能减脂增肌?

在静息状态时,骨骼肌依靠氧化游离脂肪酸供能,而运动时骨骼肌依靠肌糖原、葡萄糖和游离脂肪酸供能。

在运动初期,骨骼肌主要靠肌糖原提供能量,随着运动时间的延长，肌糖原逐渐耗尽，而此时血液中葡萄糖来源途径也逐渐由肝糖原分解转变为糖异生。且运动时脂肪组织的动员加强，血液中游离脂肪酸增加，肌肉和肝脏可以通过摄取并氧化分解游离脂肪酸来提供能量。运动还可以增大骨骼肌体积，使骨骼肌纤维增生，肌肉力量明显增强。

## 9. 什么是有氧运动？

有氧运动是在有氧条件下进行的运动，能增强体内氧气摄取、运送及利用的耐力运动。有氧运动强度较低、有节律性、能坚持较长时间，如快走、慢跑、骑车、爬山、做健身操、跳广场舞、打太极拳、游泳等，能增强心肺功能、降糖、降脂、减肥。

## 10. 什么是无氧运动？

无氧运动，即力量训练、抗阻训练，是在运动过程中施加了一定的阻力，如用哑铃、弹力带等进行的运动。无氧运动最大的好处是增肌。力量训练有助于强壮骨骼、增强肌肉力量，减低骨质疏松症、骨折的风险。抗阻运动主要针对大肌群，如上肢的肱二头肌和肱三头肌以及臀部和下肢的股四头肌等，可以防止肌肉流失，延缓老年时各项功能减退。

## 11. 糖友适合做有氧运动吗？

中等强度的有氧运动可以改善胰岛素抵抗，增加胰岛素敏感性，从而降低血糖，预防和延缓糖尿病并发症的

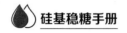

发生。

糖友可以选择的有氧运动包括：

（1）中低强度的有氧运动：如慢跑、骑自行车、游泳、散步等。

（2）中等强度的有氧运动：可以让全身肌肉都参与运动，如体操（医疗体操、健身操、木兰拳、太极拳）等。

（3）娱乐性球类活动：如保龄球、羽毛球、乒乓球等。

## 12. 糖友适合做无氧运动吗？

糖友做适量无氧运动，即抗阻训练，可使内脏、皮下脂肪减少，预防脂肪肝，减轻体重，增加胰岛素的敏感性。

血糖在 5.6～13.9 mmol/L 时，适合做一些抗阻运动；血糖低于 5.6 mmol/L 时，可以适当加餐后再运动；血糖高于 13.9 mmol/L 时，可以做点轻中度的有氧运动，如散步等，血糖降下来再做抗阻训练。

有氧运动和抗阻训练的混合运动对 2 型糖友的血糖控制效果更好。

运动原则：先有氧，后抗阻；强度从小到大；时间从短到长；频率从慢到快。

## 13. 运动时间多久合适？

每次运动前可以先做 5～10 分钟的准备活动，运动后再做 5 分钟以上的放松活动。运动中有效心率的保持时间应该达到 10～30 分钟。运动量的大小是由运动时间和运动强度决定的，所以当运动强度较大时，运动持续时间可以相应缩短；运动强度较小时，运动持续时间可以适当延长。对于年龄小、病情轻、体力好的患者来说，比较适合运动强度较大、持续时间较短的运动；而对于年老者和肥胖者，则更适合运动强度较小、持续时间较长的运动。

# 14. 运动频率多少合适？

成年 2 型糖友每周至少做 150 分钟中等强度的有氧运动，如每周 5 天，每天 30 分钟。

运动至少每周 3 次，间隔时间不要超过 2 天，如果运动间歇超过 3 ～ 4 天，胰岛素敏感性会降低。

要达到最佳的运动效果，每周进行 3 ～ 5 天运动锻炼较为适宜，如果每次的运动量较大，可间隔一两天；如果身体条件较好，每次运动量较小，运动后不疲劳，每天运动 1 次为最好，可以使胰岛素敏感性提高 30%，更好地帮助 2 型糖友控制血糖。

# 15. 运动强度怎么把握？

糖友运动强度以达到最大心率（220- 年龄）的 60% ～ 70% 为宜。

运动时能自然交谈，运动强度比较适中。运动时气喘吁吁，交谈困难，则运动强度太大了。运动时能唱歌，则运动强度太小了。

运动量合适时，运动时心跳加快，但呼吸不急促，不会上气不接下气；身体微微出汗，稍微感觉有点累，但仍能坚持运动；第 2 天起床后身体不觉得疲劳。

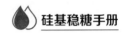 

## *16.* 糖友适合哪种强度运动？

2型糖友适合有氧运动与抗阻运动相结合的中等强度训练，运动强度以最大摄氧量的 40%～60% 为宜；肥胖或超重的糖友适合强度较低的运动，运动时间宜适当延长，可根据糖友的特点进行选择，运动强度以最大摄氧量的 40%～50% 为宜。

低强度的运动，能量代谢主要利用脂肪，利于减重；中等强度的运动，能量代谢主要利用葡萄糖，利于降糖。

## *17.* 偏胖的糖友怎么运动？

偏胖的糖友在运动时，身体负荷大，要保护下肢关节，开始可以先做关节不负重、不磨损的运动，如游泳、蹬自行车，对下肢关节压力较小；等体重减一点了，再慢走、快走、慢跑，这些运动膝关节、踝关节承受的压力较大，可以用护膝、护踝保护一下。

## *18.* 适合老年糖友的运动有哪些？

身体条件较好的老年糖友，适合中等强度的有氧运动；身体条件欠佳者，适合低强度的有氧运动。运动强度以感到心跳加快、微微出汗、轻微疲劳感为宜。

推荐的有氧运动如快走、健身舞、太极拳、骑自行车、慢跑等。

老年人也可进行适量抗阻训练，如哑铃、俯卧撑、立卧撑等力量训练以预防和延缓老年性肌少症。老年糖友常伴有平衡能力下降等问题，可选择交替性单脚站立、走直线、瑜伽、五禽戏和八段锦等运动提高协调性及平衡能力，降低跌倒风险。

## 19. 适合中年糖友的运动有哪些?

乒乓球、羽毛球、篮球、网球等球类运动，还有中长距离的游泳、中速跑等，都适合中年糖友。

倒行练习时动作频率慢，体力消耗较小，特别适合中、老年人。若做其他运动后再做一会儿倒行散步，便能使身体得到自然恢复，心情愉快，全身轻松。

## 20. 适合年轻糖友的运动有哪些?

骑单车、跳有氧操、中长跑、游泳、爬山、舞蹈、瑜伽、健美操、健身房运动等项目，年轻糖友都可以选择进行。年轻糖友每周最好有 2 次以上的力量训练；还要延长运动的时间，运动形式可以多种多样，建议每天运动不少于 1 小时。

## 21. 哪些糖友不适合运动?

处于以下情况的糖友不适合运动：

空腹血糖 > 13.9 mmol/L，非空腹血糖 > 16.7 mmol/L；经常低血糖；增殖期糖尿病视网膜病变；糖尿病肾病肾功能减退；糖尿病足 3 级以上；心脑血管病急性期；血压 > 180/120 mmHg；感染急性期。

## 22. 运动前后需要做哪些准备活动？

运动前可以做一些拉伸活动热热身，如弓步动态伸展、拾金伸展、动态大腿前侧伸展、后表链伸展，开一开筋骨，避免运动时用力过度、过猛拉伤韧带等；运动后可以做一些伸展运动拉伸筋骨，让身体柔软、关节更灵活、肌肉松弛、精神放松，拉伸时左右两侧对等进行。

## 23. 运动前糖友要注意什么？

糖友要穿合脚、舒适的运动鞋，透气吸汗的棉袜子；穿宽松、轻便、透气性好的运动服；可以戴护膝、护踝；在广场、公园、运动场等地面平坦的地方运动。

糖友要有计划地运动，最好测个血糖再运动，运动前血糖偏低要先加餐。

酒后不宜运动，酒精可加重运动后发生低血糖的危险性。

## 24. 运动中糖友要注意什么？

糖友运动时要注意身体感觉，不应出现胸闷、气喘吁吁、上气不接下气、大脑缺氧、筋疲力尽等感觉。运动时基本可以与人聊天，身体微微发汗较好。糖友可以监测心率变化来辅助判断运动强度。口渴喝一点温开水或电解质水，但不要一口气喝一瓶。

## 25. 运动后糖友要注意什么？

糖友运动完不要马上停下来坐着或躺着，要做点放松运动，如跑完走两圈再停，爬完山按压一下腿、胳膊肌肉再停；不要马上洗澡，更不宜冲凉，心率恢复到运动前水平再洗温水澡；准备干燥棉毛巾及时擦汗，穿好外衣，避免着凉；运动完测一下血糖；补充一点水分，运动量大时，下一顿饭可以适当加大一点主食量、蛋白质量。

## 26. 怎么判断活动量？

静坐少动，无日常活动，体力活动很低。

每天步行＜4000步，或＜30分钟/天，＜3天/周，体力活动比较低。

每天步行4000～8000步，或30分钟/天，3～5天/周，体力活动中等。

每天步行大＞8000步，或＞30分钟/天，＞5天/周，体力活动较高。

## 27. 适合糖友的室内运动有哪些？

蹲下起立，开始时每次做15～20次，以后可增加至50～100次。

仰卧起坐，开始时每次做5个，以后逐渐增加至20～50个。

瑜伽、保健操、拉伸运动、弹力带运动、平板支撑、元宝收腹、俯卧撑、卷腹、高抬腿、转呼啦圈、跳绳、踢毽子等，糖友都可以尝试。

拖地吸尘 8 分钟、家务劳动 15 分钟、瑜伽 7 分钟、跳绳 3 分钟，相当于中速步行了 1000 步。

## 28. 散步有哪些好处？

散步是低强度运动，1 千克体重 1 小时耗能约 2.625 千卡，散步 12 分钟相当于走 1000 步消耗的能量；60 ～ 70 步 / 分钟的慢速和 80 ～ 90 步 / 分钟的中速步行，降糖效果都不错。

散步是有氧运动，能让自己吸入更多新鲜空气，对缓解压力，放松身心比较有帮助；有助于食物的吸收，促进胃肠运动，使排便正常。

散步场地要平坦、空气清新，如公园、操场、庭院、小区石子路等；散步时最好穿运动鞋或旅游鞋，衣服要宽松；行走的速度、时间、距离量力而行，以不气喘、无胸闷为度；散步可结伴而行，边走边聊。

## 29. 快走有哪些好处？

快走是中强度运动，1 千克体重 1 小时耗能约 4.2 千卡，快走 8 分钟相当于走 1000 步消耗的能量；最佳步行速度因人而异，走路一般每小时走 3 千米左右，快走一般要达到每小时 5 千米的速度。

每小时 3 千米的速度步行，每分钟走 90 ～ 120 步，一天步行 40 ～ 50 分钟，机体代谢率可提高 48% 左右，降糖效果很好；全身情况较好，想减肥可快速步行，每分钟走 120 ～ 150 步；体型较好者可选择中速步行，每分钟走 100 ～ 120 步；体力不太好或刚开始运动者，可慢速步行，每分钟走 90 ～ 100 步。

快走是有氧运动，能呼吸更多新鲜空气，让头脑更清醒；快走有节律性，能坚持较长时间，能降糖、减肥；每天步行时间超过 1 小时的人，肥胖的风险降低了 24%，糖尿病的风险降低了 34%。

快走时心率 120 ～ 130 次 / 分钟、步长 70 ～ 80 厘米为宜，一般走 8500 步即可；快走健身时大摆臂比较好；快走时注意走路姿势，应挺胸抬头、提臀、收小腹，千万不要弯腰驼背；快走膝关节、踝关节承受的压力较大，可以用护膝、护踝保护一下。

# 30. 爬楼梯锻炼好吗？

爬楼梯是中强度运动，1 千克体重 1 小时耗能约 4.2 千卡，爬楼梯 8 分钟相当于走 1000 步消耗的能量；爬楼梯 10 分钟，能消耗 90 千卡能量（相当于 50 克肉的能量）。爬楼梯适宜的速度为 20 ～ 50 阶梯 / 分钟，体力好的人可以稍微快点，一般坚持 5 ～ 10 分钟为宜。

爬楼梯能锻炼下肢肌肉的力量；强壮骨骼，促进骨组织新陈代谢，防治骨质疏松；增强心肺功能，提升体能。

爬楼梯膝关节负荷较大，注意保护关节，防止扭伤；室内的楼梯比较多，爬楼梯一般不受阴雨天气限制，是不错的健身锻炼选择；爬楼梯强度比较高，对锻炼体能比较高效，上楼梯比下楼梯消耗能量多，负重上楼梯锻炼强度更高一点；

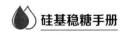

关节好的话尽量多爬楼梯，少坐电梯。

## 31. 骑自行车有哪些好处？

一般速度骑自行车是中强度运动，1千克体重1小时耗能约4.2千卡，骑车速度不一样，能量消耗略有差别，平地快速骑车会达到高强度运动；骑自行车8分钟相当于走1000步消耗的能量；骑车30分钟能消耗90～180千卡能量，有助于降低血糖。

骑车上班的朋友，注意上班前在家吃好饭，避免空腹运动导致低血糖；骑车下班的朋友，下班前可先测血糖，血糖偏低的话，可先加点餐再骑车回家，预防低血糖。

骑车有节律性，容易坚持，能降低血糖，促进脂肪的燃烧，减肥；骑车相对保护关节，比较锻炼腿部肌肉、力量；骑车是有氧运动，能增强体内氧气摄取、运送及利用，促进血液循环，增加自身的肺活量；户外骑车能亲近大自然，呼吸新鲜空气。

## 32. 跑步有哪些好处？

跑步是高强度运动，1千克体重1小时耗能约8.4千卡，跑步4分钟相当于走1000步消耗的能量；慢跑3分钟，能消耗90千卡能量。

跑步的速度和量，可根据自己的身体情况定，要练到位，不要超负荷；运动以不气喘，无胸闷，微汗而不大汗，双腿不酸软较为合适；运动完不要马上停下来坐着或躺着，要做点放松运动，跑完走两圈再停；跑步时膝关节、踝关节承受的压力较大，可以用护膝、护踝保护一下。

慢跑是有氧运动，能增强体内氧气摄取、运送及利用；坚持慢跑能改善血液循环、消化和吸收功能；能增加脂肪的代谢，有助于养成易于燃脂的好体质，减轻体重，减轻胰岛的负担，改善血糖；户外跑步能呼吸新鲜空气，提高肺活量，增强心肺功能，提高肌肉力量；坚持跑步锻炼能让身材更紧致、年轻。

## *33.* 爬山有哪些好处？

爬山是高强度运动，1千克体重1小时耗能约6.3千卡，爬山5分钟相当于走1000步消耗的能量；爬山坚持10分钟，能消耗90千卡能量；爬完山按摩一下腿、胳膊肌肉再停，不要马上停。

爬山是有氧运动，对关节、骨骼、肌肉都有良好的锻炼作用，能改善骨骼的血液循环，有利于预防骨质疏松；经常爬山，可促进肌肉蛋白质的合成，使肌肉坚韧有力；改善中枢神经系统的机能，改善大脑的供血；有助于预防心脑血管疾病；提高呼吸肌的力量，增加肺吸氧能力；爬山锻炼强度较高，有助于提高免疫力、体力；山上植被丰富、空气清新，爬山不仅能锻炼身体，让心情放松舒适，还可以降低神经系统的疲劳和精神紧张，提高睡眠质量；经常爬山能使人精力充沛、动作敏捷，提高工作效率。

## *34.* 游泳有哪些好处？

游泳是高强度运动，1千克体重1小时耗能约8.4千卡，游泳 4 分钟相当于走 1000 步消耗的能量；游泳 5 分钟，消耗能量 9 千卡。

露天游泳要注意防晒，游泳完不要马上洗澡，更不宜冲凉；休息会儿，心率恢复到运动前水平再洗温水澡，游泳完用干燥棉毛巾及时擦干，穿好外衣，避免着凉。

游泳前注意补充能量，防止能量消耗太多引起低血糖；游泳后测一下血糖，补充一点水分；游泳时间长的话，下一顿饭可以适当加大一点主食量、蛋白质量。

游泳关节不负重、不磨损，有助于保护膝关节；游泳是有氧运动，能降糖、减肥；能增强体内氧气摄取、运送及利用，能增强心肺功能，促进身体血液循环；常游泳能改善肤质，让皮肤更好；游泳可以放松大脑，让人产生积极的情绪，让全身肌肉放松，精神放松。

## 35. 跳绳有什么好处？

跳绳是高强度运动，1 千克体重 1 小时耗能约 8.4 千卡，跳绳 4 分钟相当于走 1000 步消耗的能量。120 次 / 分钟的跳绳，持续跳 10 分钟，相当于慢跑 30 分钟消耗的能量，或者相当于跳健身舞 20 分钟消耗的能量。

跳绳能锻炼人的弹跳、速度、平衡、耐力和爆发力；增强手、眼、脑协调功能，能锻炼脑力、体力，锻炼身体的协调性和灵敏度；加快胃肠蠕动和血液循环，促进机体的新陈代谢；对全身都有提拉锻炼的作用，让肌肉拉伸；能锻炼小臂肌肉和腿部肌肉的力量。

## 36. 做家务算运动锻炼吗？

家务是低强度运动，1千克体重1小时耗能约2.625千卡，做家务12分钟相当于走1000步消耗的能量。

家务活、体力活算运动锻炼，多做点好。洗碗筷、洗衣服、整理床铺、叠被子等各种家务活，活动强度稍有差别。家务活也是一种有氧运动，能增强体质，锻炼身体不同部位肌肉，习惯用右手的人，一般右胳膊比左胳膊更有力。做家务能让自己和家人过得更舒心、和谐。做家务需要耐心、细心，能培养好的心态，有利于修养身心，缓解压力。

除了家务活外，还应做一些娱乐、体育活动，如广场舞、健身操、太极等。

## 37. 做饭算运动锻炼吗？

做饭是低强度运动，1千克体重1小时耗能约2.625千卡，做饭12分钟相当于走1000步消耗的能量。

在家做饭能掌握佐料、烹调方式、食材，有利于控制血糖。做饭一般是站着，站着比坐着消耗能量；做饭会走来走去，所以算轻度运动；和面、擀面、拉面、削面，摘菜、洗菜、配菜是轻度运动；切菜、切肉比较费力，能锻炼胳膊肌肉；做完饭需要收拾厨余垃圾，也会消耗能量。养成烹饪习惯，可以享受做饭的过程，做饭是很有成就感的家务活动。

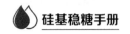

## 38. 看孩子算运动锻炼吗?

看孩子是低强度运动,1千克体重1小时耗能约2.625千卡,看孩子12分钟相当于走1000步消耗的能量。

经常抱孩子的胳膊往往更有劲,因为肌肉得到很好的锻炼;看孩子是消耗精力、体力的一项运动,陪孩子蹦蹦跳跳、做游戏、走来走去,对孩子成长好,也消耗了能量;看孩子活动强度也不太一样,坐着能量消耗小点,跑动能量消耗比较大;逗小孩、哄小孩,给小孩准备食物,教小朋友念书识字,与小朋友游戏玩耍都是运动锻炼;陪孩子玩游戏能培养孩子活泼开朗天性,自己也能享受其中乐趣,让自己变得年轻、开心。

## 39. 练瑜伽有哪些好处?

瑜伽是低强度运动,1千克体重1小时耗能约2.625千卡,瑜伽12分钟相当于走1000步消耗的能量。

瑜伽有助于提高自控的能力,有助于修身养性,让人内心平静,身心放松,释放压力,忘记烦恼忧愁。瑜伽能陶冶情操,使人变得更自信,能升华气质,改善坐姿、站姿、走姿,能锻炼韧带和肌肉,舒展肢体,拉伸筋骨,减脂增肌塑形。

身体柔韧性需要慢慢锻炼,练瑜伽时要避免拉伤筋骨;练瑜伽前需先热身运动一下,拉拉筋;最好在空腹时练瑜伽,不要吃饱饭练;练瑜伽宜穿宽松、舒适的衣服,以便身体能自由活动。

# 40. 舞蹈算运动锻炼吗？

舞蹈是中强度运动，1 千克体重 1 小时耗能约 3.15 千卡，跳舞 10 分钟相当于走 1000 步消耗的能量。

广场舞、集体舞能促进社交；节奏较快的拉丁舞等强度较高；节奏较慢的交谊舞等强度居中；芭蕾舞、爵士舞、街舞等快舞能量消耗比较大；民族舞比较修炼身心。

跳舞是有氧运动，让身体利用更多氧气，能增强心肺功能；能娱乐、休闲，给人带来快乐；能缓和神经肌肉的紧张；能锻炼身体、燃烧脂肪、减肥塑身；能锻炼气质，让坐姿、站姿、走姿更优美。

# 41. 做健身操有哪些好处？

健身操是中强度运动，1 千克体重 1 小时耗能约 3.675 千卡，健身操 9 分钟相当于走 1000 步消耗的能量。

健身操是有氧运动，能增强体内氧气摄取、运送及利用，能增强心肺功能；能减脂增肌，有助于降低血糖；每次运动到微微出汗，心跳呼吸加快但不急促能起到良好健身效果；微微出汗对皮肤好。

健身操适合在各种场所做，是比较好的锻炼项目，种类丰富，男女老少兼宜；健身操快慢节奏不一，强度略有差别；健身操强度适中，容易坚持，运动较长时间不易感到疲劳；不同健身操能锻炼不同部位肌肉，让体型更好；大家一起做健身操可以互相鼓励，有助于养成运动锻炼的习惯，结识更多朋友。

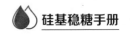

## **42.** 如何在健身房运动锻炼?

健身房运动一般是中强度运动,1千克体重1小时耗能约 5.775 千卡,健身房运动 5 分钟相当于走 1000 步消耗的能量。

健身房运动一般先做有氧,后做无氧。有氧运动保持 15 分钟左右,无氧运动保持 40 ~ 50 分钟,有氧运动有助于减脂,无氧运动有助于增肌。

无氧运动即力量训练、抗阻训练,力量训练有举重、哑铃、俯卧撑、仰卧起坐、平板支撑等,可使内脏、皮下脂肪减少,减轻体重,增加胰岛素的敏感性;有助于强壮骨骼、增强肌肉力量;健身运动能练出人鱼线、马甲线;器械运动有助于练出腹肌、胸肌。

器械运动前需要先热身,拉伸 5 分钟左右;运动强度从小到大,时间从短到长,频率从慢到快;怕关节劳损的话,开始运动时,可以先做关节不负重的运动,如蹬自行车等对下肢关节压力较小的器械运动。

血糖在 5.6 ~ 13.9 mmol/L 时,适合做一些抗阻运动,血糖低于 5.6 mmol/L 可以适当加餐再运动;血糖高于 13.9 mmol/L 可以先做散步等轻中度有氧运动,等血糖降下来再做抗阻训练。

## **43.** 打羽毛球有哪些好处?

打羽毛球是中强度运动,1千克体重1小时耗能约 4.725 千卡,打羽毛球 7 分钟相当于走 1000 步消耗的能量。

羽毛球是有氧运动，降糖效果好，每周打 3～5 次球，每次半小时，可以使胰岛素敏感性提高 30%；能促进新陈代谢，降低血糖；能消耗掉身体多余的脂肪，帮助减肥；有助于预防颈椎病、肩周炎；能舒展筋骨，强身健体；能促进血液循环，人就不那么怕冷、怕热了；能缓解长期用眼导致的眼疲劳，对视力好，锻炼眼力。

## 44. 打乒乓球有哪些好处？

打乒乓球是中强度运动，1 千克体重 1 小时耗能约 4.200 千卡，打乒乓球 8 分钟相当于走 1000 步消耗的能量。

乒乓球能锻炼人的反应速度，是最佳的健脑运动，需要眼疾手快，能锻炼眼力，放松眼肌，缓解眼疲劳；能增强记忆力和分析能力；能锻炼上肢、下肢、肩颈部、腰背部肌肉；能增加肺活量；能提高身体的协调性、灵活性；能提高人体的速度素质、力量素质；能促进食物消化吸收。乒乓球速度快、变化多，参与者可多方面受益。

打乒乓球前需做点热身运动，如慢跑，或者活动关节、韧带、肌肉；打完球做点整理放松活动再停下来；打球方法要注意，避免腕、肘、肩部、腰部用力较大，拉伤肌肉。

## 45. 打排球有哪些好处？

打排球是中强度运动，1 千克体重 1 小时耗能约 3.150 千卡，打排球 10 分钟相当于走 1000 步消耗的能量。

打排球是全身瘦身运动，跳跃扣球、快速移动时，脂肪会加快分解燃烧，能刺激全身肌肉协调发展，锻炼腿部、臀部肌肉，增强肌肉协调性、耐力；能锻炼人的弹跳能力；能使血液循环加速，需氧量增加，锻炼心肺功能，提升肺活量；能让神经系统更灵活，锻炼人的注意力；能提高人的心理素质，心理素质越好，比赛中会越灵活而且反应敏捷；能很好地释放压力，调节情绪。

打排球前要先拉伸筋骨、肌肉，左右对称进行，注意活动手腕、脚腕、膝关节、踝关节、髋关节，多做几次；热身运动可以绕排球场跑几圈，变着花样，交叉步跑，急速 S 弯变向跑，让身体柔软，关节灵活，肌肉松弛，精神放松。

打排球时感到有点心跳加快、轻度呼吸急促、周身微热、面色微红、津津小汗，则运动适量；如果有明显的心慌、气短、心口发热、头晕、大汗、疲惫，则是运动过量。排球运动较剧烈，打完不要突然停止，至少做 5 ～ 10 分钟的整理运动，心率恢复至每分钟比静息时高 10 ～ 15 次的水平后再停下来休息。

## **46.** 打网球有哪些好处？

打网球是中强度运动，1 千克体重 1 小时耗能约 5.250 千卡，打网球 6 分钟相当于走 1000 步消耗的能量。

网球是有氧和无氧运动互相交替，以有氧运动为主的一项运动，能锻炼人的力量、速度、耐力、柔韧性和灵敏性；可以使颈、肩、胸、背、腰、腿部肌肉得到很好的锻炼；有助于矫正身体姿势，使各部位协调发展，塑造好体型；能提高肺活量，增强体能；网球也拼智力，能帮助提高注意力、精力；能锻炼思维反应速度，让人反应更敏捷；能锻炼心理素质和意志力，提高自信心；有助于发展个性，缓解压力，放松身心。

# 47. 打高尔夫球有哪些好处？

打高尔夫球是中强度运动，1千克体重1小时耗能约4.725千卡，打高尔夫球7分钟相当于走1000步消耗的能量。

高尔夫球相对安全，不容易受伤，男女老少皆宜，适合家人、朋友、同事等休闲聚会。高尔夫球是一种休闲娱乐的活动，户外运动能更好地亲近大自然，呼吸新鲜空气，有利于大脑的有氧呼吸；高尔夫球是绅士运动，文明、高雅，能培养人礼仪，修身养性；打高尔夫球能边打球边交流技巧，促进社交；打高尔夫对眼睛好，锻炼颈部、肩部、脊椎肌肉，预防疲劳疼痛，促进消化和营养吸收。

# 48. 打篮球有哪些好处？

打篮球是高强度运动，1千克体重1小时耗能约6.300千卡，打篮球5分钟相当于走1000步消耗的能量。

打篮球前可以做一些拉伸活动热热身，如弓步动态伸展、拾金伸展，避免打球时用力过度而受伤；打球前吃点水果或点心，随身携带糖果，避免运动量大而低血糖。运动后有微汗，轻松愉快，稍感乏力，休息后可消失，次日体力充沛，则运动强度适宜；若运动后大汗、胸闷气短，非常疲乏，休息15分钟脉搏未恢复，次日周身乏力，则运动强度有点大。打篮球鞋袜要合适，身上不要有金属等硬物，避免划伤自己或球友。

打篮球能增强心肺功能；能使身体健壮，耐力增强；能使人反应速度加快；能愉悦人的内心，缓解压力；可以培养人的团队合作意识，提高人的决断能力，提高观察能力；能消除大脑疲劳，提高工作、学习效率。

## 49. 踢足球有哪些好处？

踢足球是高强度运动，1 千克体重 1 小时耗能约 7.350 千卡，踢足球 4 分钟相当于走 1000 步消耗的能量。

踢足球对抗激烈，能锻炼人的注意力、想象力；踢足球局面复杂多变，能锻炼人的创造力、思维能力；足球运动对人的空间感觉锻炼很有帮助；踢足球有助于提高人的速度、力量、耐力、灵敏度、柔韧性等素质；踢足球能锻炼人团队精神，反应能力；足球运动强度大，能锻炼肌肉骨骼系统功能，能增强心肺功能；经常踢足球的人身体适应能力较强，呼吸平稳、深沉、匀和，频率较慢；经常踢足球有助于减肥塑形，保持年轻、活力；踢足球能带来很大的乐趣，让人身心舒畅，扩大人的交际圈。

## 参考文献

[1] 葛可佑，杨月欣. 中国营养科学全书 [M]. 2 版. 北京：人民卫生出版社，2019：1810-1830.

[2] 王辰，王建安. 内科学 [M]. 3 版. 北京：人民卫生出版社，2015：1074-1109.

[3] 中华医学会糖尿病学分会. 中国糖尿病运动治疗指南 [M]. 北京：中华医学电子音像出版社，2012：1-87.

［4］中华医学会糖尿病学分会.中国2型糖尿病防治指南（2013年版）［J］.中华糖尿病杂志，2014，6（7）：447–498.

［5］中华医学会糖尿病学分会.中国糖尿病护理及教育指南（2009年版）［J］.中华糖尿病杂志，2010，18（4）：12–142.

［6］中华医学会糖尿病学分会.中国2型糖尿病防治指南（2020年版）［J］.中华糖尿病杂志，2021，13（4）：315–409.

［7］国家老年医学中心，中华医学会老年医学分会，中国老年保健协会糖尿病专业委员会.中国老年糖尿病诊疗指南（2021年版）［J］.中华糖尿病杂志，2021，13（1）：14–46.

# 第五章

## 口服降糖药知识

## 1. 服用口服降糖药的人多吗?

2015—2017 年的研究数据表明,我国 18 岁及以上人群中,糖友人数占 11.2%,这个数据目前仍在上升。

这些糖友中只有 36.5% 的人知道自己有糖尿病;知道自己有糖尿病的人群中,只有 32.2% 接受治疗;在治疗糖尿病的人群中,只有 49.2% 的人血糖控制达标。虽然这一数据较以前有所改善,但仍然处在低水平。糖友中 2 型糖友占 90%以上。多数 2 型糖友以口服降糖药治疗为主,少数 2 型糖友需要胰岛素治疗。

## 2. 降糖药要吃一辈子吗?

糖尿病前期(空腹血糖受损和 / 或糖耐量减低)、2 型糖尿病早期、妊娠期糖尿病等部分糖友不需要吃降糖药,只靠饮食和运动来调节血糖就可以使其达标。

饮食、运动调整一段时间后血糖还高,或不愿意、条件不允许饮食和运动控制的,需要开始使用降糖药治疗。用药后血糖好了也不能自己停用,降糖药要按时按量吃,否则血糖可能又会升高。吃降糖药也不是一个药、一套方案用到底,要定期复查看看要不要调整用药方案。

## 3. 怎么知道自己的降糖药方案是否合适?

降糖药方案是医生根据糖尿病的类型、胰岛功能、体型胖瘦、肝肾功能等的综合评估结果规范化制定的。

降糖方案与血糖监测密切相关，就像裁缝量体裁衣，测血糖就是"量体"，制定药物方案就是"裁衣"。降糖方案的制定过程离不开血糖监测，降糖方案是否合适也需要血糖监测结果评估，血糖正常才是真的好。

血糖达到控制目标，空腹血糖在 4.4 ～ 7 mmol/L，餐后血糖在 4.4 ～ 10 mmol/L，证明降糖药方案合适。

糖友可能偶尔发现高血糖、低血糖，若发生频率很低，一般可能是饮食、运动引起；若经常出现高血糖或低血糖，就需要咨询您的医生，看近期是否需要调整降糖药方案。

## 4. 几种降糖药一起用会有什么反应？

糖尿病初期一般使用一种降糖药就能控制好血糖。有的糖友得糖尿病时间久了，吃一种降糖药血糖仍不达标，医生会帮糖友制定两种或多种降糖药物联用的方案。一般医生会选用降糖机制不同、作用互补、兼顾空腹及餐后血糖的用药方案，并持续监测血糖结果，直到血糖平稳达标。

各种降糖药之间不会发生反应，需要注意的一点是要防止降糖效果互相增强引起的低血糖反应。不管是住院、门诊还是在家中，不管是口服降糖药、饮食还是运动方案，只要有一点发生变化，血糖都可能随之变化，糖友需要密切监测血糖。

## 5. 糖友吃药还需要控制饮食、运动吗？

降糖药是 2 型糖友重要的降糖砝码之一，其次是运动，若在升糖砝码（如饮食等）不变的情况下，增加运动可减少降糖药需要量。

饮食是 2 型糖友主要的升糖砝码，在运动相对固定的情况下，饮食增加，则需要的降糖药也会随之增加；反之，饮食量减少，需要的降糖药剂量则相应减少。

坚持健康饮食、规律运动，保持体重达标，可以通过较小的降糖药剂量，使血糖达标。

## 6. 哪种降糖药最好？

降糖药就像人们的衣服，有的适合较瘦的糖友，有的适合较胖的糖友；有的以降低餐后血糖为主，有的以降低空腹血糖为主。适合自己的降糖药方案也不是一成不变的，在感冒、发热、过敏、感染、生理期、应激期、有创伤等时，血糖可能会有较大的波动变化，尤其是餐后，若是出现这些情况需要自己多监测血糖，血糖不达标及时咨询医生。

如同在合适的时期、合适的场合、搭配合适的衣服一样，降糖药没有最好的，只有最适合自己的。

## 7. 吃降糖药的糖友糖化血红蛋白应控制在多少？

（1）> 65 岁的老年糖友，合并其他疾病：糖化血红蛋白 < 8%；

（2）年纪较大，患糖尿病时间较长，患有心血管疾病或处于心血管极高危期的糖友：糖化血红蛋白 < 7.5%；

（3）年纪较大，患糖尿病时间较长，但身体其他方面良好的糖友：糖化血红蛋白 < 7%；

（4）< 65 岁的年轻糖友，无并发症：糖化血红蛋

白< 6.5%；

（5）不用药或已停药的糖友，能通过生活方式干预使血糖控制良好：糖化血红蛋白< 6%；

（6）妊娠期糖尿病：糖化血红蛋白< 6%。

若吃降糖药后糖化血红蛋白仍未达到控制目标，需咨询您的医生，看看是否需要调整降糖方案。

## 8. 吃降糖药的糖友空腹血糖和餐后血糖应控制在多少？

（1）中年、青年 2 型糖友空腹血糖< 7.0 mmol/L。

（2）老年糖友空腹血糖< 9 mmol/L。

（3）中年、青年 1 型，2 型糖友餐后血糖< 10 mmol/L。

（4）糖尿病前期、2 型糖尿病早期想严格控糖的糖友餐后血糖< 7.8 mmol/L。

（5）老年糖友餐后血糖< 11 mmol/L。

（6）任何年龄的 2 型糖友空腹血糖和餐后血糖≥ 4.4 mmol/L。

空腹、餐后血糖若经常高于或低于适合自己的目标范围，则需要咨询医生，看看是否需要调整降糖药方案。

## 9. 降糖药有成瘾性吗？

2 型糖尿病早期人群胰岛功能较好，经过强化治疗，可以达到短期缓解的效果。少数人可以单纯靠饮食和运动控制，使血糖达标。这种需要医生严格把关，不能自行决定是否用药。如果糖尿病时间较久，胰岛功能欠佳，单纯靠饮食和运动不能使血糖达标，就需要一直服用降糖药，血糖稳定后糖友不宜自己停药。刚停药时，药物还有残余效应，血糖可能不高，但时间一久，血糖就会升高。

降糖药能否停用取决于糖尿病类型、时期、自身胰岛功能水平，并非是药物成瘾要一直服用，降糖药没有成瘾性。

## 10. 口服降糖药伤肝、伤肾吗？

任何一种口服药都要经过肝脏或肾脏的代谢、解毒从而排出体外，因此都会增加肝脏或肾脏的工作量。肝脏和肾脏的储备功能很强，只要肝脏和肾脏没有问题，转氨酶、肌酐、尿素氮正常，多数降糖药都可以服用，不会对肝、肾有影响，只需服药时定期监测肝、肾功能即可。

降糖药经过肝、肾代谢，就像吃的饭也经过肝、肾代谢一样，并不伤肝、伤肾。肝、肾功能正常，就有能力代谢药物、食物；当肝功能或肾功能不全时，为了减轻肝脏、肾脏负担，需要医生根据血糖及肝、肾功能的情况，调整治疗方案，但糖友不能自己中断或停止正规降糖治疗方案。

## 11. 非胰岛素类降糖药有哪几类？

非胰岛素类降糖药有八大类：

（1）抑制食欲、抑制肝糖原分解的双胍类。

（2）抑制碳水化合物消化吸收的 α–葡萄糖苷酶抑制剂。

（3）促进胰岛素分泌的磺脲类。

（4）促进餐时胰岛素分泌的格列奈类。

（5）增加胰岛素敏感性，减轻胰岛素抵抗的增敏剂噻唑烷二酮类。

（6）抑制消化酶的 DPP-4 抑制剂。

（7）促进葡萄糖从尿里排出的 SGLT-2 抑制剂。

（8）促进胰岛素分泌、抑制胰高糖素分泌的 GLP-1 受体激动剂。

## 12. 哪种药降血糖效果比较好?

2 型糖尿病的血糖经常偏高，相对不容易低，所以这类糖友总爱问"哪种药降血糖效果最好"。非胰岛素类降糖药有八大类（表 5），每类药降低糖化血红蛋白的幅度不同。

表 5　八类非胰岛素类降糖药降低糖化血红蛋白的幅度

| 降糖药 | 降低糖化血红蛋白的幅度 |
| --- | --- |
| 双胍类 | 1% ~ 1.5% |
| α - 葡萄糖苷酶抑制剂 | 0.5% |
| 磺脲类 | 1% ~ 1.5% |
| 格列奈类 | 0.5% ~ 1.5% |
| 噻唑烷二酮类 | 0.7% ~ 1.0% |
| DPP-4 抑制剂类 | 0.4% ~ 0.9% |
| SGLT-2 抑制剂类 | 0.5% ~ 1.2% |
| GLP-1 受体激动剂类 | 1.5% ~ 1.8% |

糖友要注意，降糖幅度并不是越大越好，就像我们买衣服、鞋子，适合自己的尺码才是好的，降糖药也一样。如果是糖尿病早期，很轻，那么医生一般会选择降糖幅度较小的降糖药；如果血糖、糖化血红蛋白很高，那么医生可能会选择降糖幅度较大的降糖药。

## 13. 常见的降糖药有哪些?

常见的降糖药有八大类（表 6）。

表 6　常见降糖药种类

| 降糖药种类 | 通用名 |
| --- | --- |
| 双胍类 | 二甲双胍、苯乙双胍 |
| α-葡萄糖苷酶抑制剂类 | 阿卡波糖、伏格列波糖、米格列醇 |
| 磺脲类 | 格列美脲、格列吡嗪、格列齐特、格列喹酮、格列本脲、甲苯磺丁脲 |
| 格列奈类 | 瑞格列奈、那格列奈、米格列奈 |
| 噻唑烷二酮类 | 吡格列酮、罗格列酮、曲格列酮 |
| DPP-4 抑制剂类 | 西格列汀、维格列汀、利格列汀、沙格列汀、阿格列汀、奥格列汀、曲格列汀 |
| SGLT-2 抑制剂类 | 达格列净、恩格列净、卡格列净、鲁格列净、托格列净、伊格列净、依帕列净 |
| GLP-1 受体激动剂类 | 利拉鲁肽、艾塞那肽、贝那鲁肽、利司那肽、阿必鲁肽、注射用艾塞那肽微球、度拉糖肽、索马鲁肽 |

# 14. 双胍类药是怎么降低血糖的?

双胍类降糖药是通过减少肝脏葡萄糖的输出和改善外周胰岛素抵抗而降低血糖。双胍类可以抑制肝糖原异生，减少葡萄糖的来源，增强组织对葡萄糖的摄取和利用，增强胰岛素敏感性，抑制胰高血糖素的释放。该药对糖尿病前期者和糖友有降血糖的作用，一般不降低正常人的血糖。

# 15. 二甲双胍会引起腹泻、腹痛吗?

双胍类药物主要是通过减少肝脏葡萄糖的输出和改善外周胰岛素抵抗而降低血糖。二甲双胍的主要不良反应为胃肠道反应，如腹痛、腹泻、排便习惯改变等。从小剂量开始服用并逐渐加量可减轻不良反应。餐后服药可以缓解部分胃肠道反应，胃肠道反应强烈时需要及时就医，切勿自行停药，停药后血糖可能升高，需与您的医生一起探讨合理用药方案。

# 16. 二甲双胍价格贵吗?

二甲双胍的价格很便宜，是性价比高的常用药，国际和国内 2 型糖尿病诊疗指南中，均为一线推荐用药，若无禁忌证，一般推荐全程使用。国产的二甲双胍的单价只要几毛钱，进口的单价约为一元钱，一年单药费用在 300 ～ 2000 元，在医保覆盖范围内。

## 17. α-葡萄糖苷酶抑制剂是怎么降低血糖的?

α-葡萄糖苷酶抑制剂只有在吃碳水化合物时才起作用,能抑制碳水化合物在小肠上部的吸收。进餐后能抑制小肠内各种酶的活性,使淀粉分解为麦芽糖、葡萄糖的速度减慢,蔗糖分解为葡萄糖的速度也减慢,餐后血糖升高速度变慢,幅度减低,从而改善餐后血糖。比较适合主食吃得多、餐后血糖高的糖友。

## 18. 吃阿卡波糖的糖友低血糖怎么办?

α-葡萄糖苷酶抑制剂类降糖药,如阿卡波糖,本身不容易引起低血糖,但和其他降糖药联用时,可能增加低血糖发生的概率。

用阿卡波糖的糖友如果出现低血糖,需进食葡萄糖或蜂蜜纠正。由于药物抑制碳水化合物分解、消化、吸收,进食蔗糖或淀粉类食物较难纠正低血糖。

## 19. α-葡萄糖苷酶抑制剂价格贵吗?

国产和进口的阿卡波糖的价格不同,每个人每天所用的剂量不同,药品花费也不同。国产的阿卡波糖价格比较便宜,单价约为1元,每月药费120～150元,一年的单药费用1500～2000元。进口的阿卡波糖稍贵一点,单价约为2元,一天药费7～14元,每月药费200～400元,一年的药费2500～5000元。

伏格列波糖的单价约为 1 元，每月药费 100 ～ 150 元，一年的药费 1200 ～ 2000 元。

## 20. 磺脲类药是怎么降低血糖的？

磺脲类胰岛素促泌剂可刺激胰岛 β 细胞分泌胰岛素，增加体内的胰岛素水平，使血糖下降，其促胰岛素分泌作用不依赖于血糖浓度。磺脲类药物发挥降血糖作用的前提是机体尚保存一定数量有功能的胰岛 β 细胞。磺脲类药物可以使糖化血红蛋白降低 1% ～ 1.5%。

## 21. 磺脲类药物容易引起低血糖吗？

磺脲类药物可以促进自身胰岛素分泌，如果使用不当可能会引发低血糖，特别是老年糖友和肝、肾功能不全的糖友。因药物代谢较慢，排出较慢、反复发挥降糖效应，可能会增加低血糖发生的概率。

## 22. 磺脲类药物会失效吗？

磺脲类药物原发性失效是指糖友严格控制饮食和运动后，首次应用足量磺脲类药物 1 ～ 3 个月以上，几乎没有看到降糖效果，空腹血糖 > 11.1 mmol/L。这种情况占新诊断的2 型糖友 5% ～ 20% 不等。

磺脲类降糖药继发性失效是指糖友严格控制饮食和运动后，服用磺脲类药物开始有明显效果，但经过一段时间后效果逐渐减小，虽已用至最大剂量并维持 3 个月以上，血糖仍

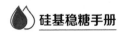

不达标，空腹血糖 > 10.0 mmol/L，糖化血红蛋白 > 8.0%。继发性失效的发生率为每年 5% ～ 10%。

## 23. 磺脲类药物会使体重增加吗？

磺脲类药物可能会使少部分糖友体重增加，进而身体对胰岛素的敏感性可能减低，磺脲类降糖药的需要量变得更大，使用这类药的糖友需要注意控制体重。

## 24. 磺脲类胰岛素促泌剂价格贵吗？

磺脲类胰岛素促泌剂（格列美脲、格列吡嗪、格列齐特、格列喹酮）这一类药种类比较多，价格各异，一般一年费用 1000 ～ 3000 元。

## 25. 格列奈类降糖药是怎么降低血糖的？

格列奈类（非磺脲类促胰岛素分泌剂）是一类快速作用的促胰岛素分泌剂，主要通过刺激胰岛素的早时相分泌而降低餐后血糖，具有吸收快、起效快和作用时间短的特点，主要用于控制餐后高血糖，也有一定的降低空腹血糖的作用。于餐前或进餐时口服。可使糖化血红蛋白水平降低 0.5% ～ 1.5%。

## 26. 格列奈类降糖药会引起低血糖吗？

格列奈类降糖药可能引起低血糖，但发生低血糖的风险和低血糖的程度较磺脲类降糖药要轻。格列奈类降糖药使用不当时也会引起低血糖，比如进餐前吃了药，药物促进餐时胰岛素分泌，但没吃饭或没吃主食，没有相应的碳水化合物可以消耗分泌的胰岛素，就可能引起低血糖。

## 27. 格列奈类降糖药会使体重增加吗？

由于格列奈类能促进餐时胰岛素分泌，部分糖友使用后体重可能增加，使用这类药的糖友需要注意控制体重。

## 28. 格列奈类降糖药价格贵吗？

格列奈类降糖药主要包括瑞格列奈、那格列奈和米格列奈。国产和进口的格列奈类降糖药的价格不同，每个人每天所用的剂量不同，费用也不同，不同地方的格列奈类降糖药的价格略有差异。使用格列奈类降糖药治疗的糖友每年单药花费 1000 ～ 3000 元。

## 29. 噻唑烷二酮类降糖药是怎么降低血糖的？

噻唑烷二酮类降糖药，也称为格列酮类降糖药，其主要通过激活过氧化物酶增殖物激活受体 γ（PPARγ）起作用。PPARγ 受体被激活后通过诱导脂肪生成酶和与糖代谢调节相关蛋白的表达，促进脂肪细胞和其他细胞的分化，提高靶细胞对胰岛素的反应，从而改善胰岛素敏感性。临床试验显示，噻唑烷二酮类药物可以使糖化血红蛋白下降 0.7% ～ 1%，可防止或延缓糖耐量减低进展为糖尿病。

## *30.* 噻唑烷二酮类降糖药会引起低血糖吗?

噻唑烷二酮类降糖药单独使用时不增加发生低血糖的风险,但与胰岛素或胰岛素促泌剂联合使用时可能会增加发生低血糖的风险。因为这类药能增加胰岛素的敏感性,减轻胰岛素抵抗,与胰岛素或胰岛素促泌剂一起使用的糖友需要注意预防低血糖。

## *31.* 噻唑烷二酮类降糖药会使体重增加吗?

噻唑烷二酮类药物可能会使体重增加,个别人还会出现全身水肿、下肢水肿、面部水肿等。与胰岛素联合使用时,更容易增加体重和发生水肿,用药后若出现水肿,可咨询医生制定解决方案。

## *32.* 噻唑烷二酮类降糖药价格贵吗?

噻唑烷二酮类(吡格列酮、罗格列酮)都比较便宜,一般一年费用在 500 ~ 2000 元。

## *33.* DPP-4 抑制剂是怎么降低血糖的?

目前在国内上市的 DPP-4 抑制剂主要包括西格列汀、沙格列汀、维格列汀、利格列汀和阿格列汀。DPP-4 抑制剂主要通过抑制二肽基肽酶Ⅳ(DPP-4)而减少胰高血糖素样肽-1(GLP-1)受体激动剂在体内的失活,使内源性 GLP-1 水平升高。GLP-1以葡萄糖浓度依赖的方式增加胰岛素分泌，抑制胰高血糖素分泌，从而提高胰岛素水平，降低血糖。葡萄糖浓度依赖方式是指血糖高时，会发挥降糖效应；血糖低时，则不起作用，所以，相对不容易发生低血糖。

## 34. DPP-4抑制剂会引起胰腺炎吗？

DPP-4抑制剂在上市前后的临床安全性评价中，有极少数糖友出现胰腺炎、上腹痛、过敏、血管性水肿、皮疹、荨麻疹、肝酶一过性升高等反应。曾有过肝功能异常、肝酶升高史、胰腺炎史及过敏体质的糖友慎用。

## 35. DPP-4抑制剂价格贵吗？

DPP-4抑制剂（西格列汀、维格列汀、沙格列汀、利格列汀）每天费用10～11元，每月费用300元左右，每年费用在3500～4000元。

## 36. SGLT-2抑制剂是怎么降低血糖的？

SGLT-2（钠－葡萄糖共转运蛋白2）抑制剂通过抑制近段肾小管管腔侧细胞膜上的SGLT-2的作用而抑制葡萄糖重吸收，降低肾糖阈、促进尿葡萄糖排泄，从而达到降低血糖的作用。SGLT-2抑制剂单药治疗可降低糖化血红蛋白0.5%～1.2%，联合二甲双胍治疗可降低糖化血红蛋白0.4%～0.8%，还具有减轻体重和降低血压的作用。另外，SGLT-2抑制剂可降低尿酸水平，减少尿蛋白排泄，降低甘油三酯（TG），同时升高高密度脂蛋白胆固醇和降低低密度脂蛋白胆固醇水平。

## 37. SGLT-2 抑制剂会引起尿路感染吗？

SGLT-2 抑制剂可以促进葡萄糖从尿中排出，可能使尿液增多，血容量减少，血压降低。肾功能不好的糖友和老年糖友，用该药时要多测量血压，预防低血压。由于促进葡萄糖从尿中排出，少数人可能会出现尿路感染、膀胱炎、肾盂肾炎、尿道炎等，所以要注意清洁卫生，穿全棉透气内衣，避免穿紧身衣裤，减少感染的可能性，出现不适要及时咨询医生。

## 38. SGLT-2 抑制剂价格贵吗？

达格列净一片 4.5 ～ 5 元，一月 150 元左右，一年费用在 1600 ～ 1800 元。

恩格列净一片 10 ～ 11 元，一月 300 元左右，一年费用在 3600 ～ 3800 元。

## 39. GLP-1 受体激动剂是怎么降低血糖的？

GLP-1 受体激动剂（胰高血糖素样肽 -1 受体激动剂）通过激活 GLP-1 受体以葡萄糖浓度依赖的方式刺激胰岛素的分泌和抑制胰高血糖素的分泌，同时增加肌肉和脂肪组织对葡萄糖的摄取，抑制肝脏葡萄糖的生成，从而发挥降糖作用，并可抑制胃排空，抑制食欲。

# 40. GLP-1 受体激动剂会引起呕吐吗?

少部分糖友刚开始使用 GLP-1 受体激动剂时会有一些胃肠道反应,如恶心、呕吐、腹泻、便秘等。一般从小剂量开始使用,可减少胃肠道反应,反应强烈时需要咨询医生,看是否需要调整用药方案。

# 41. GLP-1 受体激动剂价格贵吗?

利拉鲁肽一盒一支,每盒 480 ~ 500 元,每支用 10 ~ 15 天,平均每天 35 ~ 50 元。

艾塞那肽一盒一支,每盒 1800 ~ 1900 元,每支用 30 天,平均每天 60 ~ 65 元。

# 42. 糖尿病治疗费用的占比情况

在糖尿病相关花费中,糖尿病并发症占 84.6%,口服降糖药占 8.1%,胰岛素占 6.6%,中成药占 0.7%,多数钱主要花在并发症上,降糖药花费占比很小。这个比例是不健康的。

糖尿病酮症酸中毒、糖尿病引起的心血管病及脑血管意外,这些疾病的住院费用要上万元,非常高。糖尿病肾病若需透析,每年费用近 10 万。糖尿病视网膜病变若需手术,费用也很高。这些并发症都很危险,不仅花费非常高,还会影响生活质量。

糖友应该从一发现糖尿病,甚至在糖尿病前期,就开始好好管理血糖,控制饮食、适量运动,遵医嘱规律使用降糖药,最大限度预防并发症,节省医疗开支,提高健康相关的生活质量。

## 参考文献

［1］LI Y, TENG D, SHI X, et al. Prevalence of diabetes recorded in mainland China using 2018 diagnostic criteria from the American Diabetes Association： national cross sectional study［J/OL］. BMJ, 2020, 369: 997［2020-9-7］. https: //doi. org/10. 1136/bmj. m997.

［2］中华医学会糖尿病学分会. 中国 2 型糖尿病防治指南（2020 年版）［J］. 中华糖尿病杂志, 2021, 13（4）：315-409.

［3］BOLEN S, FELDMAN L, VASSY J, et al. Systematic review: comparative effectiveness and safety of oral medications for type 2 diabetes mellitus［J/OL］. Ann Intern Med, 2007, 147（6）：386-399［2020-9-7］. https: //doi. org/10. 7326/0003-4819-147-6-200709180-00178.

［4］SHERIFALI D, NERENBERG K, PULLENAYEGUM E, et al. The effect of oral antidiabetic agents on A1C levels: a systematic review and meta analysis［J/OL］. Diabetes Care, 2010, 33（8）：1859-1864［2020-9-10］. https: //doi. org/10. 2337/dc09-1727.

［5］SAENZ A, FERNANDEZ-ESTEBAN I, MATAIX A, et al. Metformin monotherapy for type 2 diabetes mellitus［J/OL］. Cochrane Database Syst Rev, 2005（3）：CD002966［2020-9-10］. https: //doi. org/10. 1002/14651858. CD002966. pub3.

［6］CAI X, HAN X, LUO Y, et al. Comparisons of the efficacy of alpha glucosidase inhibitors on type 2 diabetes patients between Asian and Caucasian ［J/OL］. PLoS One，2013，8（11）：e79421［2020-9-18］. https：//doi. org/10. 1371/journal. pone. 0079421.

［7］HIRST J A，FARMER A J，DYAR A，et al. Estimating the effect of sulfonylurea on HbA1c in diabetes：a systematic review and meta-analysis［J/OL］. Diabetologia，2013，56（5）：973-984［2020-9-18］. https：//doi. org/10. 1007/s00125-013-2856-6.

［8］LANDGRAF R. Meglitinide analogues in the treatment of type 2 diabetes mellitus ［J］. Drugs Aging，2000，17（5）：411-425［2020-9-29］. https：//doi. org/10. 2165/00002512-200017050-00007.

［9］ZHU X X，PAN C Y，LI G W，et al. Addition of rosiglitazone to existing sulfonylurea treatment in Chinese patients with type 2 diabetes and exposure to hepatitis B or C ［J/OL］. Diabetes Technol Ther，2003，5（1）：33-42［2020-10-3］. https：//doi. org/10. 1089/152091503763816445.

［10］吕朝晖，潘长玉，高妍，等. 随机、双盲、安慰剂对照评价盐酸吡格列酮并用磺酰脲类药物治疗 2 型糖尿病的有效性和安全性［J］. 中华内科杂志，2011，50（10）：826-830.

［11］潘长玉，高妍，高鑫，等. 盐酸吡格列酮治疗 2 型糖尿病的有效性和安全性的多中心临床研究［J］. 中华内科杂志，2002，41（6）：388-392.

［12］JI L，HAN P，WANG X，et al. Randomized clinical trial of the safety and efficacy of sitagliptin and metformin co-administered to Chinese patients with type 2 diabetes mellitus ［J/OL］. J Diabetes Investig，2016，7（5）：727-736［2020-10-12］. https：//doi. org/10. 1111/jdi. 12511.

［13］JI L，LI L，KUANG J，et al. Efficacy and safety of fixed-dose combination therapy，alogliptin plus metformin，in Asian patients with type 2 diabetes：a phase 3 trial［J/OL］. Diabetes Obes Metab，2017，19（5）：754-758［2020-10-15］. https：//doi. org/10. 1111/dom. 12875.

［14］WANG W，YANG J，YANG G，et al. Efficacy and safety of linagliptin in Asian patients with type 2 diabetes mellitus inadequately controlled by metformin： a multinational 24-week，randomized clinical trial［J/OL］. J Diabetes，2016，8（2）：229-237［2020-10-27］. https：//doi. org/10. 1111/1753-0407. 12284.

［15］RIEG T，VALLON V. Development of SGLT1 and SGLT2 inhibitors［J/OL］. Diabetologia，2018，61（10）：2079-2086［2020-10-30］. https：//doi. org/10. 1007/s00125-018-4654-7.

［16］PERRY R J，SHULMAN G I. Sodium-glucose cotransporter-2 inhibitors： understanding the mechanisms for therapeutic promise and persisting risks［J/OL］. J Biol Chem，2020，295（42）：14379-14390［2020-11-9］. https：//doi. org/10. 1074/jbc. REV120. 008387.

［17］SCHEEN A J. Sodium-glucose cotransporter type 2 inhibitors for the treatment of type 2 diabetes mellitus［J/OL］. Nat Rev Endocrinol，2020，16（10）：556-577［2020-11-14］. https：//doi. org/10. 1177/0145721715607643.

［18］MARX N，DAVIES M J，GRANT P J，et al. Guideline recommendations and the positioning of newer drugs in type 2 diabetes care［J/OL］. Lancet Diabetes Endocrinol，2021，9（1）：46-52［2020-11-15］. https：//doi. org/10. 1016/S2213-8587（20）

30343-0.

[19] WANG W, NEVÁREZ L, FILIPPOVA E, et al. Efficacy and safety of once-weekly dulaglutide versus insulin glargine in mainly Asian patients with type 2 diabetes mellitus on metformin and/or a sulphonylurea：a 52-week openlabel，randomized phase Ⅲ trial ［J/OL］. Diabetes Obes Metab，2019，21（2）：234-243 ［2020-11-17］. https：//doi. org/10. 1111/dom. 13506.

[20] GAO F, LV X, MO Z, et al. Efficacy and safety of polyethylene glycol loxenatide as add-on to metformin in patients with type 2 diabetes：a multicentre，randomized，double-blind，placebo-controlled，phase 3b trial［J/OL］. Diabetes Obes Metab，2020，22（12）：2375-2383［2020-11-30］. https：//doi. org/10. 1111/dom. 14163.

[21] 王辰，王建安. 内科学［M］. 3 版. 北京：人民卫生出版社，2015：1074-1109.

[22] 宁光. 内分泌学高级教程［M］. 北京：人民军医出版社，2011：306-416.

# 第六章

## 胰岛素知识

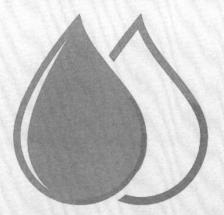

## 1. 什么是胰岛素?

胰岛素是由胰岛 β 细胞受内源性或外源性物质如葡萄糖、乳糖、核糖、精氨酸、胰高血糖素等刺激而分泌的一种蛋白质激素。胰岛素的作用是降低血糖。我们吃的食物变成血液中的葡萄糖后,需要由胰岛素这把"钥匙"打开全身各组织细胞的大门,让葡萄糖进入细胞,为身体各种日常活动提供所需的能量,这样细胞才有能量进行各种活动,血糖也会降低到正常水平。相反,当没有足够的胰岛素"钥匙"时,葡萄糖不能为组织细胞供应能量,血糖就会升高。

## 2. 胰岛素有什么作用?

当身体不需要能量时,胰岛素能让肝脏、肌肉细胞把葡萄糖转化为糖原储存起来;在运动、工作、学习等需要能量时,再为我们提供能量。

胰岛素能把脂肪酸合成为脂肪,让身体利用葡萄糖供能,不分解脂肪供能,这样不仅可以防止酮症,还可以增加体重。

胰岛素可以阻止血糖生成,降低蛋白质和脂肪的分解,减少葡萄糖的合成。

## 3. 我们的胰岛是怎么调节血糖的?

人体自身血糖调节机制是两种作用相反的激素(胰岛素和胰高血糖素)双向调节,使血糖维持在一个相对稳定的范围内。

当血糖浓度升高时，可刺激胰岛 β 细胞分泌胰岛素，胰岛素促进葡萄糖进入细胞，这样细胞得到了需要的能量，血液中葡萄糖浓度也相应降低；当血糖下降到一定程度时，则刺激胰岛 A 细胞分泌胰高血糖素，促进糖原分解产生葡萄糖，进入血液中，使血糖升高，防止发生低血糖，持续循环调节。

人体升糖的激素有很多种，而降糖的激素只有胰岛素一种，所以，胰岛 β 细胞一旦受损，胰岛素分泌绝对或相对不足，就会发生糖尿病。

## 4. 正常人每天消耗多少胰岛素？

一般情况下，健康人靠自己胰岛源源不断的工作生产胰岛素，多数成年人每天消耗 50 单位左右的胰岛素。

胰岛素包括基础胰岛素和进餐胰岛素。

（1）基础胰岛素（18～32 U/24 h）分泌不依赖于进食，主要应对各种升糖激素分泌，抑制肝糖原分解产生的葡萄糖和糖异生产生的葡萄糖。

（2）进餐胰岛素（18～32 U/24 h）在进餐后血糖升高时，刺激胰岛细胞分泌胰岛素，一般血糖升高到 5.6 mmol/L 左右开始释放储存的胰岛素，随后再逐渐分泌新生成的胰岛素，从而抑制餐后血糖的急剧升高。

## 5. 糖友不吃饭还需要打胰岛素吗？

可以使血糖升高的因素有两种：

（1）最常见、最大的升糖因素——食物。

（2）人体维持正常生理节律分泌的升糖激素。

升糖激素主要包括：胰高血糖素、儿茶酚胺（肾上腺素）、皮质醇、甲状腺激素、生长激素等。升糖激素可以促进肝糖原分解为葡萄糖，使血糖升高。所以，人在不进餐的时候，也需要源源不断地分泌基础胰岛素，从而维持血糖稳定。

## 6. 升糖激素是怎么分泌的？

升糖激素是身体持续分泌的，有一定的节律性，有两个高峰：

第一个高峰从 3：00 ～ 4：00 开始，分泌量逐渐增加。到 7：00 ～ 8：00 升至高点，约分泌全天需要激素的 2/3。

第二个高峰从 16：00 ～ 17：00 开始，一直持续到 19：00 左右，约分泌全天需要激素的 1/3。

每个人的升糖激素高峰时间和起居作息、生活习惯有关系。习惯晚睡、晚起的人，升糖激素的两个分泌高峰时间也会往后推迟一点。

## 7. 哪些时候升糖激素分泌增加？

升糖激素的分泌有自身节律性，也容易受很多因素的影响，从而打乱升糖激素原有的节律，这往往也是糖友血糖异常升高的常见原因。

以下因素会使升糖激素分泌增加：

（1）生气、吵架、发脾气。

（2）辩论、争论、争执。

（3）感冒、发热、感染、炎症、过敏。

（4）外伤、烧伤、手术。

（5）面临工作、学习、考试压力。

（6）生理期、更年期、妊娠期。

（7）开车、开会、演讲、公众场合发言。

这些因素都可能使身体升糖激素分泌增多。健康人、糖尿病前期的人自身胰岛素分泌及时、分泌量大，能"镇压住"升糖激素，血糖不会明显升高。1型、2型糖友由于胰岛素分泌速度慢、量不足，血糖往往明显升高。

## 8. 胰岛是怎么工作的？

胰岛就像血糖的"司令部"，可以分泌胰岛素、胰高血糖素等来维持血糖稳定。当发生低血糖或高血糖现象时，说明胰岛细胞失职了。

正常人的胰岛细胞就像一名全职员工，每天按时按量工作，能自给自足分泌机体所需的胰岛素，使血糖在正常范围内波动。

糖尿病前期的胰岛是超负荷工作，能生产大部分胰岛素，但因为吃得多等原因，相对欠缺一点胰岛素。少吃点，自己的胰岛素就够用了，胰岛也就不用工作得那么累了。

2型糖友的胰岛类似兼职，能生产部分身体需要的胰岛素。缺乏的部分就需要控制饮食、适量运动或使用降糖药来维持血糖稳定。

1型糖友的胰岛类似罢工，胰岛几乎不生产胰岛素或只

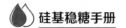 

生产很少的胰岛素，几乎全部靠外源性胰岛素满足需求。

妊娠期糖尿病的胰岛只是暂时休假，妊娠期胰岛素本来就消耗得多，胰岛不努力加班就略显不足了。

## *9.* 为什么2型糖友胰岛素水平反而升高？

有些2型糖友，发现糖尿病时，胰岛素水平不但不低，反而比正常水平还高。

2型糖尿病早期往往有胰岛素抵抗，同样多的胰岛素发挥的降糖作用却大打折扣，促使胰岛超负荷工作，生产更多的胰岛素来满足生理需求。因此，胰岛素、C肽水平不仅不低，反而比正常范围上限还高。

但胰岛长期超负荷工作，胰岛功能会逐渐降低，分泌的胰岛素越来越少，胰岛素、C肽水平就会降低，低于正常范围。

## *10.* 为什么肥胖会导致胰岛素抵抗？

体质指数≥24是超重，≥28是肥胖。腹型肥胖指男性腰围与臀围比值≥0.9，女性腰围与臀围比值≥0.8，肥胖尤其是腹型肥胖容易得2型糖尿病。

脂肪细胞可以储存能量，其堆积越多需要的胰岛素越多；脂肪细胞还可以分泌各种因子，引起胰岛素抵抗。胰岛素抵抗是2型糖尿病早期的原因。

## 11. 哪些因素会使胰岛素敏感性降低？

（1）长时间高血糖。血糖 1 天都在 12.2 ～ 20.0 mmol/L，胰岛素敏感性减弱 15% ～ 20%；血糖 2 天在 15 mmol/L 左右，胰岛素敏感性降低 32%。

（2）体重明显增加。

（3）发生黄昏现象、黎明现象、苏木杰现象。

（4）生病：感冒、发热、感染、炎症、过敏等。

（5）应激期：酮症酸中毒、手术、创伤、烧伤。

（6）更年期、生理期身体激素水平变化。

（7）妊娠期尤其是孕后期，胎盘产生大量升糖激素，胰岛素抵抗明显。

（8）青春期孩子分泌生长激素，第二性征发育性激素增多。

（9）使用激素类药物、避孕药。

（10）吸烟。

## 12. 什么是自身胰岛素、外源性胰岛素？

人们日常生活所需的胰岛素来源有两种：自身胰岛素、外源性胰岛素。

自身胰岛素是指由胰岛 β 细胞受内源性或外源性物质如葡萄糖、乳糖、胰高血糖素等的刺激而分泌的一种蛋白质激素，是正常人、糖尿病前期（空腹血糖受损和 / 或糖耐量减低）人群胰岛素的主要来源。外源性胰岛素是指通过胰岛素笔或胰岛素泵注射进体内的可以模拟胰岛素生理分泌模式的一种降低血糖的蛋白质类药物，是 1 型糖友（胰岛素依赖型糖尿病）胰岛素的主要来源。

## *13.* 为什么胰岛素不能口服？

胰岛素像一把钥匙，可以打开肌肉、脂肪细胞的大门，让葡萄糖从血液进到细胞里。

口服胰岛素目前尚未成功应用于临床。胰岛素是由胰岛 β 细胞分泌的一种蛋白质激素。蛋白质的消化从胃开始。胃酸可以使蛋白质变性，破坏其空间结构有利于发挥酶的作用；同时胃酸还可以激活胃蛋白酶将蛋白质水解成小分子多肽和游离氨基酸；然后经过胰蛋白酶和糜蛋白酶分解为寡肽和少量氨基酸，再被小肠黏膜细胞吸收。在小肠黏膜细胞中，寡肽酶将寡肽最终水解为氨基酸。这些氨基酸通过黏膜细胞进入肝门静脉而被运送到肝脏和其他组织或器官进而被利用。由于氨基酸不能发挥降低血糖的作用，所以胰岛素目前只能注射使用。

## *14.* 三代胰岛素是什么？

胰岛素从诞生到现在，一共有三代（表 7）。

表 7　胰岛素的迭代

| 代数 | 分类 | 简介 |
|------|------|------|
| 一代 | 动物胰岛素 | 最早的胰岛素，动物身上提取，现在已很少用 |
| 二代 | 生物合成人胰岛素 | 人工合成的胰岛素，和人的胰岛素接近 |
| 三代 | 胰岛素类似物 | 可模拟胰岛素分泌，结构类似胰岛素，目前使用最多 |

## 15. 六大类胰岛素是什么？

按照胰岛素的起效时间、作用达峰时间、作用持续时间，胰岛素可分为六大类（表8）。

表 8　六大类胰岛素及其代数

| 分类 | 代数 |
|------|------|
| 速效 / 超短效胰岛素类似物 | 三代 |
| 短效人胰岛素 | 二代 |
| 中效人胰岛素 | 二代 |
| 超长效胰岛素类似物 | 三代 |
| 预混人胰岛素 | 二代 |
| 预混胰岛素类似物 | 三代 |

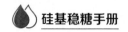 

## *16.* 常见的胰岛素有哪些？

常见的胰岛素有六大类（表9）。

表 9　常见胰岛素种类

| 胰岛素种类 | 通用名 |
|---|---|
| 速效 / 超短效胰岛素类似物 | 门冬胰岛素、赖脯胰岛素、谷赖胰岛素 |
| 短效人胰岛素 | 生物合成人胰岛素、重组人胰岛素 |
| 中效人胰岛素 | 精蛋白生物合成人胰岛素、精蛋白锌重组人胰岛素、低精蛋白重组人胰岛素、精蛋白重组人胰岛素 |
| 超长效胰岛素类似物 | 甘精胰岛素、重组甘精胰岛素、地特胰岛素、德谷胰岛素 |
| 预混人胰岛素 | 精蛋白生物合成人胰岛素（30R）、精蛋白生物合成人胰岛素（50R）、精蛋白锌重组人胰岛素（70/30）、30/70 混合重组人胰岛素、50/50 混合重组人胰岛素、30/70 精蛋白重组人胰岛素 |
| 预混胰岛素类似物 | 门冬胰岛素（30）、门冬胰岛素（50）、精蛋白锌重组赖脯胰岛素（25R）、精蛋白锌重组赖脯胰岛素（50R） |

## *17.* 胰岛素外观是什么样？

糖友每次注射胰岛素前应先观察胰岛素的外观。速效、短效胰岛素是清的，用之前不需要摇晃，只要看胰岛素澄清、没有杂质、变质即可。中长效胰岛素、预混胰岛素是浑的，轻轻摇匀后是均匀的奶白色，若摇晃后有沉淀物、穗状物、小结晶、冰霜等，则药不宜再用，看看是否过期或变质。

## 18. 胰岛素怎么保存？

未开封的胰岛素储存温度为 2 ～ 8℃，宜放置于冰箱冷藏室。

已开封的胰岛素在正常室温下（25℃以下）保存即可，要避免长时间暴露在阳光下。开封胰岛素的保质期为 28 天，常温储存 28 天后，胰岛素的活性减弱或消失，要停止使用，更换新的胰岛素，避免引起高血糖。

乘飞机时，随身携带胰岛素，不要放在行李中托运。携带胰岛素上飞机前要检查行李，不要把胰岛素和手机、平板电脑等散热的物品放在一起。

驾车外出时，要随身携带胰岛素，不要把胰岛素留在车中，以免周围环境造成车内高温，影响胰岛素的疗效。

## 19. 胰岛素刚从冰箱拿里出来能直接使用吗？

胰岛素笔芯未开封前储藏在 2 ～ 8℃的冰箱冷藏室内。刚从冰箱拿出来使用前，要在常温下放 1 小时，再装进胰岛素笔或泵里使用；不要拿出来就用，否则胰岛素作用会打折扣。开封的胰岛素可在不超过 25℃的室温下保存 28 ～ 30 天。

## 20. 什么是胰岛素与食物匹配?

用胰岛素的糖友餐后血糖波动大,往往是因为食物和胰岛素匹配得不够好。

食物升高血糖,胰岛素降低血糖。食物升糖的时候,胰岛素刚好降糖,就是两者匹配得好,食物升糖曲线和胰岛素降糖曲线刚好吻合,餐后血糖就比较平稳。

## 21. 餐前胰岛素什么时候注射好?

即使是起效最快的速效胰岛素,从注射完到吸收入血液中,再进入细胞降糖,也需要一段时间。不是每个人、每种胰岛素都适合一注射完胰岛素就吃饭。

有的人注射完胰岛素吸收得快,有的人吸收得慢。吃了食物也是有的人胃肠道吸收快,有的人慢。不同食物碳水化合物、蛋白质、脂肪含量比例不同,吸收速度不同。因此,大家注射完胰岛素等多久吃饭合适是因人因餐而异的。

## 22. 注射胰岛素的糖友旅行前应准备些什么?

旅行前,先看看旅游地的气温,天气热胰岛素吸收较快,当心低血糖;要多喝水,防止出汗脱水;要做好防晒,避免晒伤。天气寒冷,则要带够衣服,注意保暖。

带够旅行期间的降糖药,注射胰岛素记得带胰岛素笔、针头、酒精棉等,带好血糖仪和试纸,或者佩戴动态血糖仪。

出发前监测血糖,血糖稳定再去旅行。

旅游时三餐饭点可能不固定，吃晚了可能出现低血糖，要随身携带糖果、巧克力、小饼干等，预防低血糖。

## 23. 旅途中怎么保存胰岛素？

坐飞机时，胰岛素要随身携带，不要放在托运行李中。货舱温度太低，可能引起胰岛素变性失效，或托运途中遗失、延误。

搭乘汽车时，胰岛素不要放在行李箱中，以免温度改变，破坏胰岛素；不要留在车中，以免阳光直晒而使胰岛素变性失活。

## 24. 带胰岛素能过机场安检吗？

胰岛素注射液、胰岛素笔、胰岛素泵都可以带上飞机，不放心的糖友可以包内常备诊断证明，必要时出示给安检人员。

## 25. 胰岛素笔芯里有气泡怎么办？

胰岛素笔芯的规格一般为 300 U/3 mL，1 毫升含胰岛素100 单位，若胰岛素笔芯中有空气进入，可能影响实际注射剂量，需要先排出小气泡。

每次注射胰岛素前，先检查笔芯中有无小气泡，若有需要先排气，将插好针头的笔尖向上，看到笔芯中有小气泡，轻轻弹一下笔杆，让小气泡浮到顶端，像打胰岛素一样，调好 2 单位，向上按压按钮，若还有气泡则重复一次，直到气泡消失。针尖流出胰岛素液滴，说明空气排干净了。

## 26. 注射胰岛素有哪些注意事项？

吃饭前 30 ～ 60 分钟拿出胰岛素，准备好酒精棉球、针头、胰岛素笔和胰岛素。记得看看胰岛素笔芯里胰岛素剂量是否够。用两种胰岛素的糖友要拿对药，不要把长效、短效弄混了。新开的胰岛素或新买的胰岛素笔，要确认胰岛素笔和胰岛素为同一品牌，再进行安装，否则无法匹配。

## 27. 胰岛素使用前用不用摇匀？

速效胰岛素类似物、短效人胰岛素等都是澄清的溶液，无须混匀，可以直接注射。如使用混悬型胰岛素（如中效人胰岛素或预混人胰岛素）应充分混匀，直到药液成为均匀奶白色混悬液才可以注射，以防药液浓度不均匀，导致注射剂量比例失衡，使血糖控制不良。不同类型的胰岛素产品摇匀方法有所不同。以中效人胰岛素或预混人胰岛素为例：握住笔芯的手臂上下缓慢摇动（至少倾斜 90°），要使笔芯内的玻璃珠在笔芯两端之间充分滚动。初次使用时，至少重复 20次，之后在每次注射前，至少重复 10 次，直至胰岛素呈奶白色均匀的混悬液。

从冰箱中刚取出来的胰岛素，应先放置一段时间，待恢复到室温后再进行摇匀操作。

## 28. 注射胰岛素有哪些技巧？

注射胰岛素的部位有腹部、上臂外侧、大腿前面或外侧面等，这些部位应轮流注射。两次注射位置间隔至少 1 厘米。注射胰岛素时，针头与皮肤夹角成 45°～75°，进针 2/3 的长度。速效、短效胰岛素注射在腹部较好，吸收较快且稳定，受运动影响小。中效、长效胰岛素注射在大腿比较好，缓慢吸收起效。

## 29. 注射完胰岛素，皮肤上为什么有小液滴？

注射胰岛素时，针头刺入皮肤，按压注射按钮。如果糖友刚按下按钮就把针头拔了出来，注射部位皮肤往往会有小液滴，这说明胰岛素漏出来了。注射的胰岛素，实际上可能只吸收了 90%，而 10% 漏出来了。所以，按压注射按钮后，不要马上松手，让针头在皮下至少停留 10 秒钟，再拔出。

## 30. 胰岛素的注射部位有哪些？

注射胰岛素首选腹部，其他部位包括大腿前面或外侧面、臀上部、背部下方、髂骨上方（腰间赘肉）与上臂外侧、背侧。

胰岛素不能老在一个地方注射，要多个部位轮流进行，如一段时间选腹部，一段时间选臀部，一段时间选胳膊。

## 31. 胰岛素注射部位如何轮换?

钟面法:在肚脐周围,模拟一个钟面。变更注射部位时,从 12 点钟位置开始注射,然后沿顺时针方向变更注射部位到 3 点、6 点……以此类推。

M/W 法:在肚脐一侧想象出一个字母"M"形,另一侧为一个"W"形。在一个字母的末端开始注射,然后沿该字母书写的方向顺序变更到每一个交接点。

## 32. 各个部位吸收速度如何?

胰岛素吸收速度从快到慢排序为:腹部、上臂、大腿、臀部。

胰岛素吸收效果由好到差排序为:腹部 100%,上臂皮下组织 85%,大腿皮下组织 70%。

因此,在同一时间,不同部位注射等量胰岛素效果有一定差别。一般腹部注射效果最好,臀部注射效果比较弱。

## 33. 哪个部位注射胰岛素最好?

人体适合皮下注射胰岛素的部位包括:腹部、大腿外侧、手臂外侧和臀部等,主要是因为这些部位下面都有一层可吸收胰岛素的皮下脂肪组织,而没有较多的神经分布。不同注射部位对胰岛素的吸收速度不同,注射部位的选择要根据糖友的自身情况和使用胰岛素的种类来决定:

(1)短效人胰岛素理想的注射部位是腹部。

（2）速效胰岛素类似物可注射在任何部位。

（3）中长效胰岛素（例如睡前注射的中效胰岛素）或长效胰岛素类似物理想的注射部位是大腿、臀部。

（4）预混人胰岛素或预混胰岛素类似物理想的注射部位是腹部（早晨），大腿或臀部（傍晚）。

## 34. 怎么保护胰岛素注射部位？

胰岛素属于生长因子，有促进合成作用，反复在同一部位注射会使该部位皮下脂肪增生而产生硬结，导致药物吸收率下降，吸收时间延长，进而引起血糖波动。保护注射部位的方法有：

（1）选择提纯工艺好的胰岛素进行注射。

（2）定期轮换注射部位。

（3）勿重复使用针头。

（4）每次注射点之间至少相距1厘米。

（5）选择适合的针头长度和注射角度。

## 35. 注射胰岛素后皮肤过敏怎么处理？

皮肤发红、瘙痒提示皮肤过敏，一般是由于消毒剂、胰岛素种类等引起。发现皮肤过敏要及时更换注射部位，避免剧烈活动，减少出汗的机会。过敏严重时需咨询医生是否需要更换胰岛素种类，以及是否需要抗过敏治疗。

## 36. 皮肤硬结怎么处理？

硬结就是局部皮下脂肪肥大、纤维组织增生，按压腹部可触及小结节，会导致胰岛素吸收延迟或不稳定。

发生硬结的原因有使用纯度不高的胰岛素、注射部位选择区域较小、反复多次注射同一部位、各部位之间没有轮换、重复使用针头等。

您需要经常更换注射部位。硬结的地方，可每天用热毛巾按摩 10 分钟左右，还可以外用芦荟胶等护理皮肤。硬结一般 1 ~ 2 周可吸收。

## 37. 注射胰岛素后皮肤红肿怎么处理？

皮肤红肿指注射部位皮肤发生局部红肿。

皮肤红肿的原因有胰岛素过敏、酒精过敏、皮肤消毒不好引起感染等。

您需要去除过敏源，严重时寻求医生帮助，必要时抗过敏治疗；经常更换注射部位，仔细消毒皮肤；遵医嘱外用消炎药膏，直至红肿消失。

## 38. 注射胰岛素部位的皮下脂肪萎缩怎么处理？

如果注射部位皮下脂肪消失，会造成皮肤的压陷或凹陷。这是使用未纯化动物胰岛素所造成的免疫反应，使得胰岛素 - 免疫球蛋白复合体在皮下沉积。使用纯化的人胰岛素后脂肪萎缩的发生率明显减少。有研究表明，对于使用人胰岛素发生脂肪萎缩的糖友，换用胰岛素类似物后可以降低或缓解这种并发症的发生。经常更换注射部位或使用高纯度的胰岛素可以降低其发生率。

## 39. 注射胰岛素部位的皮肤变青黑色怎么处理？

皮肤青黑色一般是胰岛素注射针头刺破毛细血管引起，注射部位出血或者瘀血一般不影响胰岛素的吸收，出血量小可自行吸收；若出血量大，需咨询医生，是否需要进一步检查凝血功能等。更换注射笔的针头或者改变进针角度等措施可减少出血发生的频率。

## 40. 外源性胰岛素的注射方法有哪些？

外源性胰岛素主要通过注射器、胰岛素笔、胰岛素泵三种方式注射。目前已较少使用注射器，有些糖友住院时会使用。糖友在家一般使用胰岛素笔，经济条件较好的糖友会用胰岛素泵。

## 41. 胰岛素笔怎么用？

胰岛素笔由笔身、笔芯、针头三部分组成。笔芯里装胰岛素药液，把笔芯放入笔身，安上针头，设定好医生给我们定的胰岛素剂量。消毒皮肤3次，针头对准注射部位，按下注射按钮，等待10秒，拔出针头就好了，使用方便、简单。

## 42. 什么是特充胰岛素笔？

特充胰岛素笔里面本身装有胰岛素，是一次性使用的，适合短时间使用胰岛素的糖友，如新发糖尿病短期胰岛素强化治疗，围手术期胰岛素治疗。长期注射胰岛素的糖友适合选择可以重复使用的胰岛素笔。

## 43. 胰岛素笔有哪些？

不同胰岛素用的胰岛素笔不同，各个厂家的胰岛素常需用各自配套的笔。

普通胰岛素笔的精度是 1 单位，刻度均为整数，胰岛素笔刻度按钮每转动一下，代表加 / 减 1 单位剂量，所以只能注射整数单位的胰岛素。

小朋友或每日胰岛素剂量很少，不足 10 单位的糖友，可以使用儿童笔，刻度精度为 0.5 单位，胰岛素笔刻度按钮每转动一下，代表加 / 减 0.5 单位剂量，剂量调整更精细一些，不容易低血糖。

## 44. 胰岛素笔能放在冰箱里吗？

装好针头的胰岛素笔在室温下保存即可，不需要再放进冰箱。

针头虽细，一旦插在笔芯上，就会使笔芯内外空气相通。冰箱冷藏室里的温度明显低于室温，环境温度明显改变，笔芯中的胰岛素会热胀冷缩，体积变化，注射的胰岛素剂量就变了。笔芯里的压力也会变化，容易进空气，注射时忘记排空空气，把空气当成药液，注射剂量就不准了。

## 45. 如何选择胰岛素笔针头？

任何糖友包括肥胖糖友都可以使用4、5和6毫米的针头，在控制血糖方面与8毫米和12.7毫米的针头没有差异。在治疗初期应该从短针头开始。没有证据显示使用短针头（≤6毫米）会产生严重的胰岛素外溢、疼痛增加、血糖不佳或引起并发症。

青少年和成人使用短针头注射时需要垂直皮肤表面90°进针。也有一些证据表明使用6毫米的针头，以45°角注射时也可能有效。

偏瘦的糖友或正常体重的糖友注射四肢或腹部，特别是使用＞8毫米的针头时，需要捏起皮肤。

儿童应该使用4、5或6毫米的针头，每次注射时都应该捏起皮肤皱襞。不推荐给儿童用超过6毫米的针头。当只有8毫米的注射针头时，需要捏起儿童的皮肤，以45°角注射。另一种选择就是使用针头缩短器。

## 46. 不同胰岛素笔的针头通用吗？

糖友们家里、办公室里等经常待的地方，最好都备一支胰岛素笔。家里、单位都用的就各放一套，带来带去麻烦，也容易忘，还可能受高温、寒冷影响胰岛素活性。通常，不同的胰岛素用的胰岛素笔不同。各种胰岛素一般都有各厂家自己生产的胰岛素笔，这种笔之间不能通用，但不同胰岛素笔的一次性针头是通用的。不过现在，已研发出一些可以用于多种胰岛素输注的"通用胰岛素笔"。这种笔还具备一些高级功能，如注射精度可精确到 0.1 单位，带有蓝牙自动记录数据功能等。

## 47. 胰岛素笔针头重复使用有哪些危害？

（1）增加疼痛、容易感染、造成脂肪增生。脂肪增生不是胰岛素引起，而是注射胰岛素的方法不对。除了影响外观，还影响胰岛素吸收，进而影响血糖。

（2）改变胰岛素剂量。重复使用针头，针头中残留的胰岛素会影响注射剂量的准确性，同时残留的胰岛素还可以形成结晶，堵塞针头而影响注射效果。使用新针头时，血糖容易低；多用几次后，血糖就容易高。

（3）改变胰岛素浓度。用过的针头一定要立即卸下，套上外针帽后规范处理，否则可能会使空气或其他污染物进入笔芯或笔芯内药液外溢，可造成胰岛素浓度的改变从而影响治疗效果。

糖友要规范使用胰岛素笔，勤换针头。

## 48. 怎么使用胰岛素笔？

糖友使用胰岛素笔前，先按医生给的胰岛素方案，设定好准备注射的剂量；然后左手轻轻地捏起注射部位的皮肤，右手将胰岛素笔针头刺入皮下，推压按钮给药；注射完后，针头在皮下停留 10 秒钟后再拔出；再用干棉签按压注射部位一会；将针帽套在针头上，旋下针头，一起丢弃；把笔帽套在胰岛素笔上。

# 49. 用无针胰岛素笔疼吗？

无针胰岛素笔没有针头，减少了糖友对针的恐惧。无针注射是靠压力注射，以液体针的形式进入皮下组织，对皮肤影响小，不影响药物的吸收效果。

无针胰岛素笔操作较复杂、耗材贵，注射也有一定疼痛感，注射部位、精度受限。

# 50. 什么时候适合戴胰岛素泵？

（1）生活习惯有以下情况的人群可以考虑戴泵：

1）想提高生活质量，减少扎针次数，饮食丰富多样。

2）工作、学习等原因，作息时间不规律，三餐时间、种类、量不固定，很难按时就餐。

3）每天运动量不固定，有时多，有时少，有时没有。

4）情绪、压力、紧张、兴奋等因素多。

5）胃肠道消化吸收食物的速度很慢，如胃轻瘫者，食物升糖与胰岛素降糖很难匹配。

（2）测指血糖或佩戴动态血糖仪有下列情况者可以考虑戴泵：

1）经常发生黎明现象、苏木杰现象，空腹血糖高。

2）经常发生黄昏现象、晚黄昏现象，晚餐前、睡前血糖升高。

3）每天血糖变化都很大，没有规律。

4）经常发生低血糖，尤其是夜间、睡着后无知觉的低

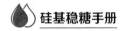

血糖和严重低血糖。

5）用胰岛素的糖友经常低了吃、吃了高、高了打、打了低，陷入加餐与补打胰岛素无限循环的困惑。

6）餐后 3 小时血糖、4 小时血糖比餐后 1 小时血糖、2 小时血糖还高。

## 51. 糖友戴胰岛素泵需要学会哪些操作？

使用胰岛素泵需掌握基本操作和高级功能操作：

基本操作包括：储液器装药、安装泵管路、安装泵、排除管路空气、设置基础率、植入胰岛素输注针头。

高级功能操作包括：大剂量输注（常规波、双波、方波）、设置临时基础率（按剂量设定、按比例设定）。

遇到泵报警要会查找报警原因、解除报警，遇到高血糖、低血糖要知道该怎么办，这样才能安全有效的用泵。

戴胰岛素泵并不意味着患者可以开始大吃大喝且血糖还能控制好。使用者需学会胰岛素和食物怎么匹配，知道吃不同营养成分、不同量的食物时注射多少大剂量，用什么波形，注射完等多久吃东西合适。这样才能吃得好，血糖好。

## 52. 胰岛素泵什么时候会报警？

电力不足、管路阻塞、泵暂停、电池没电、电池测试失败时，如果在 10 分钟后仍没有处理，将发出连续的鸣笛声报警或震动报警。

报警是对胰岛素泵用户的安全提示，在某些功能状态，泵会定时、持续给提示信息，如泵暂停，临时基础率，自动关机。

## 53. 胰岛素泵报警时怎么办？

第一步，解除报警；第二步，查血糖，处理紧急状况；第三步，分段检查管路。

经常堵管的部位及处理方法：

（1）管路与储药器连接处——拧紧。

（2）管路中间的任何部位——给予充盈量观察。

（3）管路与分离器连接处——给予充盈量观察。

（4）排除以上原因，堵管可能发生在皮下——换管路。

（5）胰岛素用完了——更换胰岛素。

## 54. 戴胰岛素泵的糖友怎么预防静电？

出现静电的常见原因有：进出汽车、环境干燥、毛皮衣物摩擦、X 光、CT、磁共振等强磁场。预防静电的方法有：

（1）更换电池类型。

（2）换电池时先洗手。

（3）戴胰岛素泵时将泵与身体贴近。

（4）使用胰岛素泵保护套，发生静电时清洁电池夹接触点，取出电池，静置 2 ～ 8 小时，再换电池。

## 55. 胰岛素泵管多久换一次？

戴泵的糖友要经常更换输注管路：钢针一般至多用 5 天，2 ～ 3 天可以更换一次注射部位；软针一般建议 3 天更换一套管路，超过 3 天吸收效果会变差，一套泵管路不能使用超过 7 天，预防局部感染、皮下硬结、皮肤瘢痕、皮下脂肪肥大。

换管路时需避免接触软管，针头和连接部位。管路妥善准备，清洁好皮肤，2 ～ 3 天内可以确保良好的输注。

## 56. 什么时候换胰岛素泵管路好？

在输注大剂量前更换管路比较好，每次换新的管路及输注大剂量胰岛素后 2 小时必须监测血糖，看看管路有没有植入好，胰岛素吸收得好不好。每天检查植入部位及管路连接，发现问题及时处理。

换管路时需注意循环更换输注部位，注射部位距离肚脐、瘢痕及妊娠纹至少 5 ～ 7 厘米。

## 57. 胰岛素泵的低血糖暂停功能怎么用？

预防及纠正低血糖需及时加餐，同时可以暂停胰岛素泵 0.5 ～ 1 小时，记得低血糖纠正后及时恢复胰岛素泵。当低血糖或血糖偏低时，身边没有食物，先及时暂停胰岛素泵，血糖上升至正常时，再及时打开胰岛素泵。

剧烈运动前，可以暂停胰岛素泵，摘下胰岛素泵。运动能降糖，运动还加快胰岛素吸收，容易引起低血糖。运动结束后没有低血糖，可以恢复胰岛素泵。

## 58. 戴胰岛素泵的糖友意外高血糖怎么办？

（1）如果怀疑是耗材引起的，要检查是否堵管，是否有胰岛素渗漏。

（2）再看是不是操作不当引起的，要检查回顾大剂量历史是否打错了或漏打了，回顾基础率或日总量是否正确。

（3）最后查血糖升高的因素：饮食、精神、感染、测血糖时是否洗手、是否用自己的血糖仪、血糖仪是否经常校正、是否是自带胰岛素。

## 59. 用胰岛素泵需要注意些什么？

（1）经常检查泵有没有正常工作，胰岛素的剩余量、电池电量等，保证胰岛素持续输注。

（2）定期仔细检查输注管路有没有打折、管道有没有扭曲或阻塞、接头处有没有松脱、皮下针头有没有脱出等。有异常要及时更换植入部位和管路，消毒护理皮肤。

（3）只能使用湿布和温和清洗剂清洁泵表面，擦完后再用清水擦洗，然后使用干布擦干，使用75%酒精擦拭消毒。

（4）护理自己的皮肤，看有没有红肿、渗液、出血、皮下管路脱出。

## 60. 如何清洁及保护胰岛素泵？

（1）不要使用打火机油、指甲油清除剂、油漆稀释剂等擦洗泵，不要使用任何润滑剂。

（2）保持储药室和电池室干燥，避免受潮。

（3）避免把胰岛素泵或遥控器放置在温度高于40℃或低于0℃的环境中。

（4）胰岛素在 0℃ 左右会结冰，在高温下会变质。在寒冷天气位于室外时，必须贴身佩戴胰岛素泵并使用保暖衣物盖住。处于较热环境时，必须采取措施冷却胰岛素泵和胰岛素。

（5）不要对泵或遥控器进行蒸汽灭菌或高压灭菌。

## 61. 戴胰岛素泵的糖友自己需要注意什么?

糖友戴胰岛素泵需要自己掌握的技能有：
（1）合理安排自己一天的饮食、运动。
（2）在外就餐、大餐、聚餐、应酬时，合理注射胰岛素。
（3）运动时合理处理胰岛素泵。
（4）旅游、出差、生病、生理期时处理胰岛素剂量。
（5）预防低血糖。
（6）应对胰岛素泵故障和各种紧急情况。

## 62. 胰岛素泵中可以使用哪些胰岛素?

胰岛素泵使用的胰岛素类型：速效人胰岛素类似物或短效人胰岛素，速效胰岛素效果更佳，常规浓度为 U-100（100 U/mL）；特殊情况（如胰岛素敏感性大，每日胰岛素用量很小的儿童或成人）可使用浓度为 U-40（40 U/mL）的低浓度胰岛素。选用胰岛素时，应遵循胰岛素说明书。中效、长效、预混胰岛素不能用于胰岛素泵治疗。

## 63. 胰岛素泵比胰岛素笔多哪些功能？

胰岛素泵比胰岛素笔高级，是因为它有以下功能。

（1）基础率：基础率类似我们注射的长效胰岛素，如甘精胰岛素、地特胰岛素、德谷胰岛素，可用来应对不吃饭时，升糖激素的升糖作用。

（2）大剂量：大剂量类似我们进餐前注射的速效胰岛素，如门冬胰岛素、赖脯胰岛素、谷赖胰岛素，可用来应对一日三餐或纠正高血糖，进餐前注射或高血糖时注射。

## 64. 基础率的种类及功能是什么？

基础率有常规基础率、临时基础率。

（1）常规基础率：人体升糖激素的分泌是有生理性节律的，3：00～8：00达到第一个高峰，16：00～19：00达到第二个高峰。糖友如果胰岛素分泌不足，不能有效地抵消升糖激素的升糖作用，容易出现黎明现象和黄昏现象。

长效胰岛素较难抵消升糖激素的升糖作用，但胰岛素泵的基础率可以模拟人体生理节律，在黎明和黄昏时段提高基础率输注速度，从而解决这些问题，使血糖更平稳。

（2）临时基础率：糖友在家里和在医院固定环境中的生活是不一样的，爬山、徒步、户外、跑步、逛街、旅行、坐飞机、高铁、长途汽车是很常见的需求，糖友也可以享受这些乐趣，这些时候就需要临时基础率帮忙了。

## 65. 基础率有什么作用？

基础率最大的优势是模拟人胰岛源源不断输注胰岛素。

人的胰岛素是脉冲式释放，源源不断产生的，胰岛素泵很好地模拟了这些特点：

（1）能持续在皮下输注胰岛素。

（2）可以模拟人胰岛素节律，在不同时间段，以不同速率输注胰岛素，需要多的时候就提升输注剂量，需要少的时候就减少输注剂量。

（3）这个模式是医生根据每个人的血糖调整的，然后通过设定泵参数实现的，多数还达不到自动化智能控制。

（4）具有自动微调基础率功能的有 670 G、780 G 胰岛素泵，而且需要持续使用动态血糖仪传感器方可使用自动调节功能。

## 66. 医生设定基础率的原则有哪些？

（1）模拟人体不进餐时胰岛素分泌节律，在两个升糖激素释放高峰——3：00 ～ 8：00（第一个升糖激素分泌高峰）、16：00 ～ 19：00（第二个升糖激素分泌高峰）——基础率比例增加（图 22）。

（2）结合作息时间、进餐时间：因为作息时间会影响升糖激素释放节律；进餐的食物和升糖激素会发生叠加作用，协同升高血糖，所以需要作为参考。

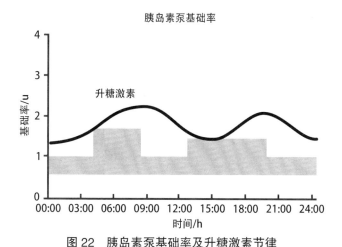

图 22　胰岛素泵基础率及升糖激素节律

# 67. 哪些时候需要临时减少基础率?

需要临时减少基础率的情况有:

(1)剧烈运动:剧烈运动超过 30 ~ 60 分钟时要降低临时基础率。

(2)快速减肥:吃得少,特别是不吃主食,基础率要相应减少 10% ~ 30%,餐前大剂量要减少 30% ~ 50%。体重变化得越多,基础率减得越多。

(3)气候变化:炎热大量出汗,加快血流速度,使胰岛素吸收加快,血糖较低;寒冷消耗更多的葡萄糖来产生能量。

(4)腹泻:急性腹泻可以使血糖降低。

(5)洗热水澡、桑拿浴:由于血流加速,胰岛素吸收加快,可引发低血糖,可提前 1 ~ 2 小时临时减少基础率。

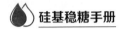

（6）饮酒：特别在晚上喝酒，没吃主食时，餐前提前1～2小时降低基础率，如果饮酒量较大可减少基础率6～8小时。

## 68. 哪些时候需要临时增加基础率？

需要临时增加基础率的情况有：

（1）体力活动或劳动量较平日大幅度减少。

（2）胃轻瘫食物消化吸收慢时：有方波高级功能可使用方波，无方波功能可使用增加临时基础率。

（3）进食含大量蛋白质及脂肪的食物时：由于大量的脂肪减慢了糖类的消化吸收，可使用临时增加基础率，从而减少餐前大剂量。

（4）生病：感染、精神应激、发热。

（5）快到生理期的时候和生理期的期间。

（6）吃某些药时：如类风湿性关节炎、哮喘、亚急性甲状腺炎、急性过敏等患者使用糖皮质激素时，对胰岛素需求量增大。

## 69. 大剂量的种类及功能是什么？

按输注方式分，大剂量分为：常规波大剂量、方波大剂量、双波大剂量（图23）。

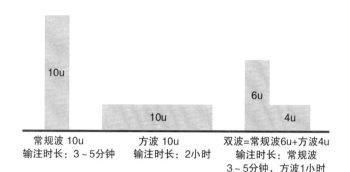

常规波 10u　　　　　方波 10u　　　　双波=常规波6u+方波4u
输注时长：3 ~ 5分钟　　输注时长：2小时　　输注时长：常规波
　　　　　　　　　　　　　　　　　　　　　　3 ~ 5分钟，方波1小时

图23　大剂量3种输注方式

（1）常规波大剂量：常规波是在短时间内输注一定剂量的胰岛素，一般3 ~ 5分钟输完，由输注胰岛素剂量、胰岛素泵类型决定。

常规波在吃碳水化合物含量高的食物时；吃低脂，低蛋白，纤维素含量较少的食物时；吃零食、水果、加餐时比较适用。胃肠道消化吸收快的糖友，需要注射常规波的时候比较多。

（2）方波大剂量：方波是在较长时间内匀速输注特定的剂量的胰岛素，一般0.5 ~ 8小时内输注完，根据食物成分、进餐时间、胃肠道吸收速度等决定。

方波适用于宴会；不吃主食时；胃轻瘫时；一顿饭吃很长时间的情况，如假期或自助餐；长时间吃零食的情况。

（3）双波大剂量：双波简单讲就是一个常规波加一个方波，常规波3 ~ 5分钟输完，方波0.5 ~ 8小时输完。

双波适用于吃比较杂的食物（食物中有升糖快的食物，有升糖慢的食物）；吃饭时间长；胃肠道吸收速度较慢；外出大餐；吃高脂肪、高蛋白的食物等情况。

按用途分，大剂量还可分为：进餐大剂量和校正高血糖大剂量。进餐大剂量又分为正餐大剂量和加餐大剂量。

# 70. 进餐大剂量如何设定？

进餐大剂量也叫餐时胰岛素，指的是在进餐前快速输注的胰岛素剂量，可以一次性输注，如常规波大剂量；也可以分次输注，如双波大剂量。进餐大剂量一般在进餐前输注，个别糖友，在个别情况下，会在进餐中或进餐后输注。初始设定的进餐大剂量总量一般为初始全天胰岛素用量的50%，对于三餐碳水化合物摄入含量较均匀者，一般按 1/3、1/3、1/3 分配；早餐碳水化合物比例较少者，一般按 1/5、2/5、2/5 分配。最佳情况下应根据饮食成分，特别是碳水化合物摄入含量，以及血糖情况个性化设定。

计算公式为：

进餐大剂量 = 食物的碳水化合物含量 ÷ 碳水化合物系数。

食物中碳水化合物含量有几种查询途径：①查阅《中国食物成分表》；②查阅《中国营养科学全书》；③借助可靠的互联网或 APP 碳水化合物查询工具。

碳水化合物系数指的是每单位胰岛素所能抵消的碳水化合物克数，每个人的碳水化合物系数不同，同一个人不同时间段的碳水化合物系数可能也不同，可以根据个人情况分时段设置。

碳水化合物系数可根据"500/450"原则初步计算，速效胰岛素用 500 原则，短效胰岛素用 450 原则。胰岛素泵基础率—大剂量方案合适，血糖控制达标时，方可使用该简易公式估计碳水化合物敏感系数。

碳水化合物系数 =（500 或 450）÷ 每日胰岛素总量。

用速效胰岛素（如门冬胰岛素、赖脯胰岛素）的糖友：CR=500÷ 每日胰岛素总量；用短效胰岛素（如生物合成人胰岛素 R）的糖友：CR=450÷ 每日胰岛素总量。

例如，戴胰岛素泵的糖友，泵中使用门冬胰岛素，每日泵中基础率和大剂量胰岛素总量为 50 单位，碳水化合物系数是 500÷50=10，即进食 10 克碳水化合物，需要注射 1 单位胰岛素。注意公式中需使用碳水化合物的含量，而不是食物的重量。

# 71. 进餐大剂量有什么作用？

人在吃饭的时候，血糖都会升高，这个时候就需要更大剂量的胰岛素来压制食物升糖作用，所以，戴胰岛素泵的糖友不是戴好泵就不用管了，而是要每顿饭之前自己用泵打一个大剂量。这个大剂量怎么定？

（1）餐前胰岛素是用来对抗碳水化合物升糖的，剂量和碳水化合物剂量相对应。

（2）每日胰岛素总量大的糖友，胰岛素敏感系数较小，每顿饭需要的大剂量自然也大。

（3）在医院吃饭较为固定，一般吃糖尿病餐，大剂量一般是固定剂量。

（4）在日常生活中，进餐种类繁多，实际需要的大剂量可能不是一成不变的。

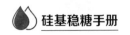

# 72. 什么是校正大剂量？

校正大剂量是纠正当前高于目标值的血糖时所补充的胰岛素量。当目前血糖高于目标血糖值时可以通过校正大剂量来加强血糖的控制。

计算公式为：

校正大剂量 =（实测血糖 – 目标血糖）÷ 胰岛素敏感系数

胰岛素敏感系数 =（1800 或 1500）÷（每日胰岛素总量 ×18）

胰岛素敏感系数（insulin sensitivity factor，ISF）指每 1 单位胰岛素能降低的血糖值（即打 1 单位胰岛素，2～5 小时后血糖能降低多少）。其简单计算方法可根据全天胰岛素用量估算。

胰岛素敏感系数计算根据 "1800/1500" 原则：速效胰岛素用 1800 原则，短效胰岛素用 1500 原则。

同时考虑剩余活性胰岛素。

用速效胰岛素（如门冬胰岛素、赖脯胰岛素）的糖友：胰岛素敏感系数 =1800÷（每日胰岛素总量 ×18）

用短效胰岛素（如生物合成人胰岛素 R）的糖友：ISF=1500÷（每日胰岛素总量 ×18）

例如，一个戴胰岛素泵的糖友，泵中用的是门冬胰岛素，每日泵中基础率和大剂量胰岛素总量为 50 单位，他的胰岛素敏感系数就是 1800÷（50×18）=2，就是说打 1 单位胰岛素，2～5 小时后血糖约降低 2 mmol/L。

# 73. 什么是大剂量向导？

进餐前血糖正常，大剂量向导计算的为进餐需要的胰岛素剂量；进餐前血糖高于目标范围，大剂量向导计算结果则包括进餐需要的胰岛素和校正高血糖需要的胰岛素的总剂量；不计划进餐，但出现高血糖时，大剂量向导计算的结果为校正高血糖需要的胰岛素剂量。

# 74. 校正高血糖的胰岛素剂量如何计算？

校正高血糖的胰岛素剂量的计算分三步，第一步设定合理的血糖目标，第二步算出胰岛素敏感系数，第三步计算校正高血糖的胰岛素剂量。

第一步，设定一个适合自己的血糖目标，可以参考指南建议的成人目标范围：餐前血糖在 4.4 ～ 7.8 mmol/L，餐后血糖小于 10 mmol/L，睡前血糖在 5.6 ～ 7.8 mmol/L，夜间血糖大于 5 mmol/L，若反复出现低血糖，适当提高控制目标，低限可以设为 5.6 mmol/L。

第二步，根据前面讲的胰岛素敏感系数计算公式，计算出自己的胰岛素敏感系数。

第三步，校正当前高血糖需要的胰岛素剂量就是：当前血糖值减去目标血糖值，差值除以胰岛素敏感系数。例如，当前血糖是 20 mmol/L，目标血糖是 10 mmol/L，胰岛素敏感系数是 5，则校正高血糖需要的胰岛素剂量就是 2 单位〔（20-10）÷5=2〕。

为了防止"矫枉过正"，补打胰岛素过多引起低血糖，不同时间发生的高血糖，要打不同的"折扣"后再补打。餐前一般补打计算量的 80% ～ 100%，餐后一般补打计算量的 50% ～ 60%，睡前一般补打计算量的 40% ～ 50%。

## 75. 使用大剂量向导有哪些注意事项？

（1）在胰岛素泵基础率—大剂量胰岛素总量合适的基础上，计算出的胰岛素量才会相对准确。

（2）补打胰岛素需考虑上次打大剂量的时间、剂量、波形、上次吃饭时间、食物种类、量，上次运动时间、强度、量。因为有剩余活性胰岛素、还没有吸收完的食物、运动后续降糖效应的影响。所以不同时间补打胰岛素需要打不同的"折扣"。

（3）补打胰岛素前先找原因，如因情绪、压力、生气等与升糖激素砝码有关的原因，较食物引起的高血糖需要的胰岛素剂量少，需加大"折扣"，谨慎补打。

## 76. 大剂量向导的优势

（1）在吃结构简单的加餐食物时，如吃水果、蛋糕、饼干等时，计算相对准确。

（2）正餐主食量变化时，参考计算结果增减胰岛素剂量。

（3）有这个功能的胰岛素泵校正高血糖可以计算剩余活性胰岛素剂量。

## 77. 大剂量向导的局限性

（1）有的加餐食物适合双波、方波，比如吃坚果适合方波，需要自己选择并设置输注波形。

（2）无法根据食物结构自动给出双波中常规波、方波比例，方波时间，需要糖友自行判断。

（3）无法考虑糖友消化吸收快慢、进餐持续时间等因素，需要糖友自己根据理论和实践经验判断打完胰岛素后多久吃东西合适。

## 78. 为什么不同时候补打一样的胰岛素剂量，降糖效果不一样？

打多少胰岛素降多少血糖不能一概而论。

首先，不同时间食物升糖砝码重量不同。比如餐后有大量食物还在消化吸收，而在睡前多数食物消化吸收完了，用相同的大剂量向导就会产生不同的降糖效果。

其次，如果吃了清淡素食，餐后 2 小时基本吸收完，而胰岛素还在作用高峰，血糖容易降低；如果吃了大鱼大肉，餐后 3 小时食物还在吸收中，胰岛素作用逐渐减小，降糖就难。

最后，同样是 20 mmol/L 的血糖，如果是情绪，吵架等原因导致的，心情平静后，血糖下降可能较快，需要的胰岛素就少；如果是吃了烧烤、火锅等大餐导致的，降糖可能比较慢，需要的胰岛素也多。

## 79. 为什么有时打少量胰岛素血糖会降，有时打大量胰岛素血糖却不降？

首先，要看有没有合适的基础率—大剂量方案，即胰岛素砝码的设置是不是合适。

其次，要看高血糖的原因，是否存在堵管、无输注、皮肤吸收不好、胰岛素失效等原因。

再次，要看高血糖发生在什么时候？餐前、餐后、睡前还是夜间。

降糖需要多少胰岛素和上述因素都有关，所以大家要掌握血糖天平的各种砝码是如何影响血糖的，才能掌握平衡天平的技巧，不能单纯依赖简单线性公式的计算。

## 80. 为什么大剂量更重要？

笔者遇到不少糖友，血糖波动较大，都觉得是基础率问题，其实不然。一般情况下，如果一个每天用48单位胰岛素的糖友，按常规基础率—大剂量分配，应该是这样：

（1）基本24单位基础率，每小时均匀输注1单位左右的基础率。

（2）24单位大剂量，早、午、晚餐前各打8单位左右。

1单位缓慢持续输注与8单位3～5分钟内快速输注相比，自然是后者的降糖作用更大。也就说，不少低血糖其实主要是大剂量和食物匹配不佳，胰岛素降糖曲线和食物升糖曲线吻合不太好造成的，不是基础率引起的。

# 81. 什么是胰岛素精准吻合？

胰岛素精准吻合是指胰岛素和食物匹配精准，包括两个方面。升降糖砝码重量方面：胰岛素剂量和食物碳水化合物含量匹配；升降糖砝码放置时间方面：胰岛素起效时间和食物开始升糖时间吻合。这两点都达到，餐后血糖才能稳定。

现在大家吃的食物营养更丰盛，蛋白质、脂肪类食物比例大，光靠常规波大剂量是远远不够的，往往需要双波、方波大剂量来帮忙，常规波主要"压"碳水化合物，方波"压"蛋白质和脂肪。双波中的常规波、方波比例分配与这顿饭的碳水化合物、蛋白质、脂肪比例有关。

所以说，大剂量的优化空间、复杂程度远远超过基础率，大家不要过于依赖基础率或寄太多希望于一套固定的基础率解决所有问题，胰岛素泵控糖的精髓在于胰岛素和食物的匹配。

# 82. 为什么说血糖曲线就像"多米诺骨牌"？

血糖的"多米诺效应"就是说一个点的血糖发生了明显的改变，后边的血糖会在它的基础上跟着改变。

一种情况是血糖越来越高。血糖曲线（图 24）就像在爬楼梯，早餐后爬到 2 楼，午餐后爬到 3 楼，晚餐后爬到 4 楼，第二天凌晨血糖持续在 4 楼徘徊。

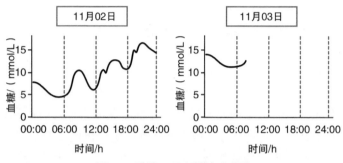

图24　连续2天血糖波动曲线

另一种情况是血糖越来越低。血糖曲线（图25）8：00～12：00像在下楼梯，一个台阶一个台阶地下降，到12：00下降到地下室了，出现了低血糖，12：00～24：00期间，血糖一直在地下室与1楼间徘徊，时不时地低血糖。

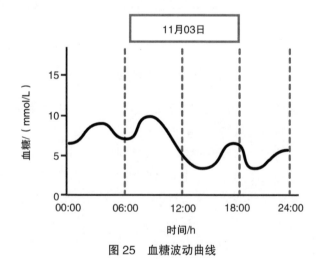

图25　血糖波动曲线

不管是上楼梯，还是下楼梯，其实都是一个道理。血糖如同"多米诺骨牌"，一个牌倒下了，后面的牌也会跟着倒下。

如在稳定的方案下，某一天早餐吃多后血糖升高，后续全天血糖就会一直维持在高水平；反过来低血糖的情况也是一样，如果午餐前低血糖了，后面血糖会持续偏低，需要加餐把血糖的基准线提高，让后续的血糖回到正常范围内。

## *83.* 为什么调血糖不是调高点，而是转折点？

"擒贼先擒王"就是找出引起血糖改变的关键节点，比如早餐使血糖由 5 mmol/L 升至 15 mmol/L 的这个转折点，这就是解决问题的关键点，压制住它，后面的血糖也就不会维持在高水平了。

不少人会觉得哪里血糖高加哪里的胰岛素，哪里血糖低减哪里的胰岛素，其实这是一个误区。

只看某个点的信息是远远不够的，判断问题要多天数据纵向对比，还要 1 天内所有数据横向对比，找到倒下的第一块"多米诺骨牌"。

## *84.* 为什么胰岛素方案不变，血糖每天都不一样？

戴过动态血糖仪的很多糖友有这样的疑问：打的胰岛素、吃的饭都不变，血糖没有两天是一样的；好不容易血糖变好，稳定两天，胰岛素方案没变，血糖又忽高忽低了，到底有没有合适的胰岛素泵方案？

"合适"的胰岛素泵方案其实有，大家要以"动态"和

"灵活"的思维看血糖,而不能用"静止"或者"固定"的思维看血糖。血糖不像单杠一样固定不动;而像一个天平,两端的升降糖砝码加加减减,血糖也时而升高,时而降低。"连续动态血糖监测"是因为血糖是波动的、不断变化的,不仅要看 24 小时全天,还要多天对比。动态血糖仪既是监测工具,也是能有效改善血糖的"武器"。

## 85. 胃肠消化吸收速度会经常变化吗?

很多糖友知道胃肠消化吸收速度会影响血糖,但却没想到自己的消化吸收速度会时快时慢,不明白动态血糖曲线显示的餐后血糖为何会今天先高后低,明天先低后高。

血糖天平众多升降糖砝码不是各自作用,而是相互影响,有错综复杂的关系。

(1)食物和升糖激素相互影响、"推波助澜"。有时早晨不吃早餐,升糖激素影响不那么明显;而早晨吃早餐后,喝与睡前喝得一样的牛奶,早餐牛奶明显升高血糖,而睡前牛奶升糖不明显。这是因为早餐牛奶和升糖激素重叠升糖的作用。

(2)运动影响消化吸收速度,进而影响食物升糖快慢。比如运动多的时期,往往餐后血糖升高早;运动少的时期,往往餐后血糖升高晚;而且运动与不运动时期,运动砝码重量不同,需要的胰岛素砝码重量也可能不同。

(3)运动影响胰岛素吸收及代谢速度,进而影响胰岛素起效及作用持续时间。比如运动期胰岛素起效早,作用持续时间短;不运动时期胰岛素可能起效晚,作用持续时间长。

多数糖友或者小糖宝家长对一套"合适"的胰岛素泵方

案梦寐以求，甚至愿意为了血糖，每天吃固定饮食都行，可是偏偏不尽人意，即便饮食、运动已经很固定，方案不变，血糖却还是每天不一样；好不容易血糖稳定几天，什么都没改变，血糖却又出现波动了。

血糖的"侦察兵"动态血糖仪，可以告诉我们这段时间消化吸收快慢，尤其是该如何分配进餐大剂量的双波、方波比例，方波持续时间等。

## 86. 经常低血糖怎么办?

经常担心低血糖，两餐之间、睡前不加餐就会低血糖，半夜经常起床测血糖，会严重影响糖友的工作、学习、休息。

合适的胰岛素泵方案能帮糖友解决这个问题。首先，大家应学习预防及纠正低血糖加餐技巧，预防低血糖，且避免反弹高血糖；其次，如果频发低血糖需咨询医生看是否需要减少胰岛素剂量。

## 87. 经常补打胰岛素正常吗?

如果经常追加胰岛素纠正"高血糖"，首先，要区分是"假高血糖"，还是"真高血糖"；其次，要看是频发还是偶发。假高血糖的原因有动态血糖仪误报的高血糖，有些糖友"误读"的高血糖（血糖稍微高一点自己就觉得高）。这些情况要减少干预。

频发的真正高血糖需咨询医生是否需要调整胰岛素方案；偶发的高血糖建议先调整生活行为。

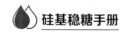 

## 88. 基础率—大剂量比例多少算正常？

有的糖友基础率、大剂量比例失衡，比如基础率比例小于20%；或者只有基础率，不打大剂量。

一般基础率总量和大剂量总量比例在（4：6）～（6：4）较好。有的糖友把基础率总量设置得过少，那么平均到每小时输注的基础率差别更小，难以发挥出胰岛素泵模拟人胰岛分泌胰岛素节律的优势；还有的糖友用泵只使用基础率胰岛素，不使用进餐大剂量胰岛素，导致餐后高血糖。只有合理分配基础率和大剂量，才能使它们各司其职。

## 89. 基础率分段越多越好吗？

基础率一般分为6～8段。但有的糖友分段会过多，基础率高低起伏，24小时每小时都不一样，差别很大。

升糖激素分泌是有节律的，不是上一小时突然增多，下一小时又突然减少，相应的基础率也应该有与之匹配的节律，但不需要设置24段，每段剂量都不一样。

## 90. 戴了胰岛素泵就可以不控制饮食了吗？

戴了胰岛素泵，血糖还是高高低低，尤其是餐后血糖，动态血糖仪监测发现血糖像坐了过山车，上蹿下跳。

糖友不是什么都不能吃，也不是戴了胰岛素泵就可以随便吃，而是要学会怎么吃：什么食物升糖明显，什么食物升糖少，打多少胰岛素能吃多少；什么食物升糖快，什么食物升糖慢，打完胰岛素等多久吃食物和胰岛素吻合好。

　　所有人的血糖都不是一条直线，学会平衡饮食、运动、胰岛素、升糖激素的技巧，加上合适的胰岛素泵方案，可以使血糖在目标范围内正常波动，而不会是过山车一样的失控状态。

# 91. 如何判断血糖天平失衡原因？

　　血糖波动反映的是血糖天平失衡的"结果"，想知道为什么波动就要寻找"线索"，分析失衡的"原因"——升降糖砝码加减的行为记录。

　　行为记录是升降糖砝码重量及加减时间的详细记录。比如 7：00 起床；8：00 吃早餐，100 克面条；12：00 吃午餐，200 克米饭；18：00 吃晚餐，160 克馒头；22：00 睡觉；胰岛素按方案正常打，没有加餐及补打胰岛素。

　　血糖结果是血糖天平保持平衡或产生波动的结果，即血糖值或血糖波动曲线。只有行为记录与血糖结果相结合，并且每天 24 小时的血糖曲线横向对比，连续多天的血糖曲线纵向对比，才能有效判断原因，为调整治疗方案提供充足的依据。

# 92. 糖友需要怎么做才能更好控糖？

　　（1）测指血糖的糖友记录好每天 8 次指血糖；戴动态血糖仪的糖友存好每天 24 小时的血糖图。

　　（2）记录每天三餐精确的吃饭时间及食物种类、分量。

　　（3）如有加餐，记录精确的加餐时间、食物和分量。

　　（4）如有补打胰岛素，记录精确的补打时间及剂量。

　　（5）如有运动，记录具体运动时间和运动方式。

（6）开会、开车、情绪波动、紧张等都会影响血糖，及时记录。

（7）感冒、发热、过敏等都会影响血糖，需详细记录。

（8）旅游、出差、生理期等特殊时期，血糖会波动，记录具体时间。

有了完整的、结构化的行为记录和血糖结果，就可以应用"频发"与"偶发"原则判断是基础率、大剂量胰岛素方案问题，还是饮食、运动、情绪等生活行为问题。

"频发"就是连续多天发生一样的血糖变化，如连续 3 天午餐后高血糖（图 26），说明午餐胰岛素不足的可能性大。

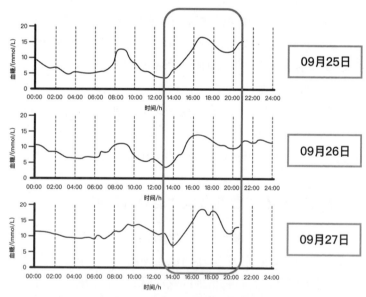

图 26　连续 3 天午餐后高血糖

"偶发"是偶尔 1 次午餐后高血糖；或者连续 3 天，第 1 天午餐后低血糖，第 2 天午餐后高血糖，第 3 天午餐后血糖正常，每天变化都不一样，没有规律可循。这时不能只以一天血糖判断胰岛素方案是否合适，要先看行为记录，是不是主食减量了？是不是吃了升糖明显的食物？找到偶发血糖波动的原因进行针对性解决。这种情况下应该先调整饮食、运动、压力等生活因素。

## 93. 为什么频发一致变化提示胰岛素方案问题？

因为胰岛素代谢曲线相对稳定，胰岛素方案不变的情况下，降糖曲线一般是一致的，血糖曲线一般相对一致。如果某糖友连续 3 天 6：00 ～ 12：00 这段时间内的血糖（图 27）均呈上升趋势，根据"频发"原则，提示胰岛素方案不合适。

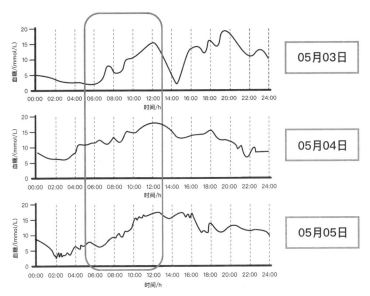

图 27　连续 3 天早餐后高血糖

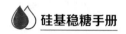

硅基稳糖手册

## 94. 为什么偶发相反变化提示饮食、运动、情绪问题？

日常生活中每天饮食、运动、情绪差异比较大，若每天使用同一套胰岛素方案，血糖曲线却不一样，一般是因为饮食、运动、情绪等行为不一样引起的。如下图（图 28）胰岛素方案没变，连续 3 天血糖曲线 0：00 ～ 12：00 变化趋势和高低情况截然相反，根据"偶发"原则，提示饮食、运动等行为问题。

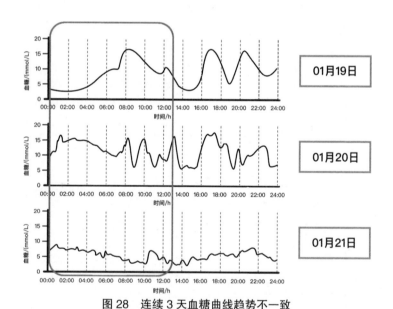

图 28　连续 3 天血糖曲线趋势不一致

# 95. 有没有代替人胰腺工作的智能胰岛素泵?

糖友都期待可以不用每天吃药、打针的疗法，让血糖控制得跟健康人一样。糖尿病本质是胰腺出问题了，有可以替代糖友胰岛细胞工作的人工胰腺吗?

人工胰腺即智能胰岛素泵，由实时动态血糖监测系统、胰岛素泵、闭环控制算法组成，目前国外这项技术已取得不错的进展，不过智能程度和大家期待的"全自动"还有一定区别。

# 96. 智能胰岛素泵是什么?

（1）低血糖暂停泵（LGS），需要在佩戴连续血糖监测（CGM）传感器时，才能使用暂停功能，有低血糖报警暂停及低血糖预警暂停两种，报警暂停是在 CGM 检测到当前已发生低血糖时，泵自动暂停基础率输注；预警暂停是 CGM 预测到即将发生低血糖时，暂停基础率输注，避免发生严重低血糖。

（2）670 G、780 G 胰岛素泵有闭环控制算法，可以自动调节基础率。它有两种模式，手动模式和自动模式。手动模式可以不使用 CGM 传感器，胰岛素泵输注执行人工预先设定好的基础率剂量，不根据 CGM 信号改变基础率剂量，三餐前人工手动输注大剂量，类似普通胰岛素泵。自动模式必须在佩戴 CGM 传感器时使用，可以自动调节基础率，但仍需要手动输注餐前大剂量。佩戴初期需要医生逐渐根据血糖调整一套基础率和进餐大剂量方案，戴泵初期（一般 3 ～ 4

周），采用手动模式，胰岛素泵采集到足够多的自身数据后，方可启用自动调整基础率模式，计算功能会比较准确。

（3）T:slim 胰岛素泵（简称为 T 泵）与动态血糖仪及 Control IQ 闭环控制算法一起组成闭环胰岛素泵。它和其他管路胰岛素泵一样，包括了储药器、电池和导管等结构。

（4）Omnipod 可与动态血糖仪及闭环控制算法组成闭环胰岛素泵。Omnipod 贴片泵最大的特点是没有管路，泵体是贴在身上的，全抛式，用完一个丢弃一个，3 天换一个，里面有芯片、针头，最多装 200 单位胰岛素。Omnipod 可以通过蓝牙控制胰岛素输注，可以与动态血糖仪、闭环算法联用，类似人工胰腺。

# 97. 胰岛素泵基础率怎么调定？

基础率算法：基础率初始剂量是由医生制定，医生制定初始基础率总量的参考因素包括：糖尿病类型、体重、血糖、年龄、身体代谢状态。

胰岛素泵基础率可以以每小时或每半小时为一个单元格分段，每小时 / 半小时输注量（速度）可能不一样，分段基础率设定需要参考因素包括：血糖，自身升糖激素节律（黎明现象、黄昏现象等），个人作息规律，个人三餐时间。

基础率设定需要逐步调整：初始方案制定—血糖反馈—调定参数—血糖反馈……调定参数—血糖符合预期。

调整频率：每 1 ～ 3 日一次。

调整要求：若特别难调，部分会采取跳餐或停餐来调整基础率。

调整周期：2～4周，2型糖友一般较快，2周左右；1型糖友每次调定方案一般需要3～4周或更久时间。

# 98. 胰岛素泵大剂量怎么调定？

使用胰岛素泵的糖友初次戴泵时的大剂量方案需由内分泌专科医生制定，大剂量总量计算的主要参考因素包括：糖尿病类型、体重、近期血糖、进餐特征。

大剂量总量根据进餐次数和每餐碳水化合物含量比例分配到各餐，日常生活中，有部分糖友每日进食2餐或多餐，或每日进餐频次不固定，需结合实际进餐情况设定。大剂量分配到一日三餐主要参考因素包括：个人分段胰岛素敏感性，每餐进食碳水化合物的量，餐前、餐后血糖。

调整频率：每1～3日一次。

调整要求：控制变量法，即固定饮食、运动，如住院环境。

调整周期：大剂量制定同样是一个逐步调定的过程，需要持续根据每餐餐后血糖不断调整，直到血糖达到预期效果。

# 99. 闭环控制算法

闭环控制算法是基于医生制定的基础率—大剂量方案的基础上，进一步"微调整"的算法。

闭环控制算法同样分两个模块：基础率算法及大剂量算法。

基础率算法：用户使用医生人工制定的基础率方案，收集数据，闭环控制系统记录用户参数进行学习和调定，3～4周后方可使用自动化控制功能。用户使用闭环系统越久，控制算法输出的剂量会越精准。基础率是24小时持续微量输注的，闭环系统的基础率输注模块是算法驱动数据决策，算法直接控制输注速率。

大剂量向导算法：大剂量分进餐大剂量和校正高血糖大剂量，进餐大剂量是进餐时输注的大剂量，与食物匹配；校正高血糖大剂量是血糖高时，为了降糖输注的大剂量。大剂量是解决"微量输注"无法解决的问题，由于单次输注剂量较大，或涉及胰岛素与食物匹配的问题，目前闭环系统的大剂量都是算法驱动人工决策，算法输出的大剂量建议通过提示信息展示给用户，用户自行决定采纳、部分采纳、不采纳。

## 100. 闭环控制算法的安全性及有效性

（1）一般实时动态血糖仪可以每 5 分钟自动记录一次血糖值，闭环控制算法系统输注胰岛素的速率也可以每 5 分钟自动更新一次，因为调定和反馈的及时性，以及"微量输注"的控制，可以在一定程度上保证闭环控制算法的安全性和有效性。

（2）数据决策与数据辅助人工决策分别控制，微量输注直接数据驱动决策，大剂量输注间接驱动决策，加入人工判断提升安全性。

（3）实时动态血糖仪监测的血糖值是主要反馈值，其精准度是闭环控制算法的基石，目前这一技术发展较为成熟，有望进一步提升。

# 参考文献

［1］郭晓蕙.中国糖尿病患者胰岛素使用教育管理规范［M］.天津：天津科学技术出版社，2011：110-116.

［2］宁光.内分泌学高级教程［M］.北京：人民军医出版社，2011：306-416.

［3］王辰，王建安.内科学［M］.3版.北京：人民卫生出版社，2015：1074-1109.

［4］葛均波，徐永健，王辰.内科学［M］.9版.北京：人民卫生出版社，2018：725-753.

［5］中华医学会糖尿病学分会.中国糖尿病护理及教育指南（2009年版）［J］.中华糖尿病杂志，2010，18（4）：12-142.

［6］中华医学会糖尿病学分会.中国2型糖尿病防治指南（2020年版）［J］.中华糖尿病杂志，2021，13（4）：315-409.

［7］中华医学会糖尿病学分会.中国糖尿病药物注射技术指南（2011年版）［J］.中华全科医师杂志，2011，11（5）：319-321.

［8］尤黎明，吴瑛.内科护理学［M］.6版.北京：人民卫生出版社，2017：568-588.

［9］ROSS S. Evaluation of 8 mm insulin pen needles in people with type 1 and type 2 diabetes［J/OL］. Practical Diabetes，2011，16（5）：145-148［2020-12-2］. https：//doi. org/10. 1002/pdi. 1960160512.

［10］CHANTELAU E，SCHIFFERS T，SCHÜTZE J，et al. Effect of patient-selected intensive insulin therapy on quality of life［J/OL］. Patient Education & Counseling，1997，30（2）：167-73［2020-12-2］. https：//doi. org/10. 1016/S0738-3991（96）00964-0.

［11］KLEHR H U，JACOBS U，MIERSCH W，et al. The Kinetics of

Insulin Administration by Insulin Pens［J/OL］. Horm Metab Res，1994，26（12）：584-587. https：//doi. org/ 10. 1055/s-2007-1001764.

［12］中国医师协会内分泌代谢科医师分会，中华医学会内分泌学分会，中华医学会糖尿病学分会 . 中国胰岛素泵治疗指南（2014版）［J］. 糖尿病临床，2014，8（9）：404-409.

［13］中国医师协会内分泌代谢科医师分会，中华医学会内分泌学分会，中华医学会糖尿病学分会 . 中国胰岛素泵治疗指南（2021版）［J］. 中华内分泌代谢杂志，2021，37（8）：679-701.

# 第七章

## 科普教育知识

# 1. 糖尿病诊断及分型相关检查

糖尿病诊断及分型一般是在发现血糖升高的初期，由医生根据个人一般情况及检查结果进行判断然后告知体检者。

糖尿病诊断及分型相关的检查：

（1）口服葡萄糖耐量试验（OGTT）筛查及胰岛功能测定。

1）OGTT：静脉血糖（0 小时、0.5 小时、1 小时、2 小时、3 小时）。

2）胰岛素释放试验：胰岛素（0 小时、0.5 小时、1 小时、2 小时、3 小时）。

3）胰岛素释放试验：C 肽（0 小时、0.5 小时、1 小时、2 小时、3 小时）。

（2）胰岛细胞抗体测定。

1）谷氨酸脱羧酶抗体（GADA）。

2）胰岛素自身抗体（IAA）。

3）胰岛细胞抗体（ICA）。

OGTT 是诊断糖尿病、糖尿病前期的金标准，胰岛素释放试验、胰岛细胞抗体测定用来判断糖尿病分型。

空腹胰岛素或 C 肽含量低下，接近 0，喝糖水后几乎不翻倍，胰岛细胞抗体阳性提示 1 型糖尿病。

空腹胰岛素或 C 肽含量稍低、不低、甚至升高，喝糖水后翻倍不足，低于空腹时的 5 ～ 10 倍，胰岛细胞抗体阴性提示 2 型糖尿病。

## 2. 糖友为什么要做胰岛素释放试验？

胰岛素释放试验可以反映基础和葡萄糖介导的胰岛素释放功能，评估胰岛 β 细胞的损伤程度，还有助于判断糖尿病的分型。

胰岛素释放试验：正常人空腹时，血液中基础胰岛素水平在 35 ～ 145 pmol/L（5 ～ 20 mU/L），口服 75 克无水葡萄糖（或 100 克标准面粉制作的馒头）后，血液中胰岛素在 30 ～ 60 分钟上升至高峰，峰值可达到基础值的 5 ～ 10 倍，3 ～ 4 小时后可恢复到基础水平。

如果空腹胰岛素水平低下，口服葡萄糖耐量（或标准馒头餐）试验后峰值达不到基础值的 5 倍以上，提示胰岛功能减退。

## 3. 什么是 C 肽，糖友为什么要查 C 肽？

胰岛素是由胰岛素原分解而来的，每生成一个胰岛素，就产生一个 C 肽，C 肽有一定的生物活性。

C 肽与胰岛素数量是相等的，C 肽水平可反映胰岛素水平。C 肽比胰岛素稳定，在体内的时间比较长；胰岛素测定受血清中胰岛素抗体和外源性胰岛素干扰，C 肽的分子量与胰岛素相差大，注射胰岛素的糖友可以测 C 肽。C 肽是反映自身胰岛素分泌能力的指标。

## *4.* 糖友为什么要查胰岛素抗体？

胰岛素抗体有胰岛素自身抗体（IAA）、抗谷氨酸脱羧酶抗体（GAD-Ab）、胰岛细胞抗体（ICA），查胰岛素抗体有助于及早发现 1 型糖尿病及对糖尿病进行分型。

有一个或多个抗体阳性提示 1 型糖尿病可能性大，但是抗体阴性并不能排除 1 型糖尿病。2 型糖尿病抗体一般是阴性的。

## *5.* 什么是酮体，糖友为什么要查酮体？

酮体包括乙酰乙酸、β 羟丁酸和丙酮三种成分，它们是脂肪在肝脏内分解的产物。

正常人血液中酮体浓度很低，一般不超过 1.0 mg/dL，尿中也检测不到。当胰岛素不足，或不吃主食、不吃饭，身体缺乏糖分，脂肪分解过多时，可发生饥饿性酮症。酮体浓度增高，一部分酮体可通过尿液排出体外，形成酮尿。酮体是酸性物质，在血液中积蓄过多时，可引起酸中毒，即酮症酸中毒。

## *6.* 糖友为什么要查尿常规？

尿常规主要检查尿糖、尿酮体、尿蛋白、白细胞等，可以间接反映糖友的血糖水平，明确是否存在酮症酸中毒、有无泌尿系感染等情况。尿蛋白反映肾脏情况，糖尿病肾病早期表现为间歇性的微量清蛋白尿，若未及时发现及干预治疗，可能转变为持续性的大量蛋白尿。

# 7. 糖友为什么会"三多一少"？

糖友血糖很高时，到达肾脏的血液含糖浓度很高，渗透压高，会带走身体很多水分，大量排尿，尿得多；缺水，就口干，喝得多；糖分都从尿里丢失了，身体供能物质缺乏，就会饥饿，吃得多；身体缺少胰岛素，不能利用糖分供能，转而用脂肪、蛋白质提供能量，人就变得瘦了。

# 8. 怎么知道自己是不是糖尿病？

根据 2003 年和 2010 年美国糖尿病学会的糖尿病诊断标准，空腹血糖高于 5.6 mmol/L 或糖化血红蛋白高于 5.7% 则建议做 OGTT。

我国一些研究结果显示，在中国成人中糖化血红蛋白诊断糖尿病的最佳切点为 6.2% ～ 6.5%。为了与世界卫生组织诊断标准接轨，推荐在采用标准化检测方法且有严格质量控制的医疗机构，可以将糖化血红蛋白 ≥ 6.5% 作为糖尿病的补充诊断标准。但是，在以下情况下只能根据静脉血浆葡萄糖水平诊断糖尿病：镰状细胞病、妊娠（中、晚期）、葡萄糖-6-磷酸脱氢酶缺乏症、艾滋病、血液透析、近期失血或输血、促红细胞生成素治疗等。此外，不推荐采用糖化血红蛋白筛查囊性纤维化相关糖尿病。

根据 OGTT 检查结果，糖代谢分类（表 10）为：正常血糖（NGR）、空腹血糖受损（IFG）、糖耐量减低（IGT）、糖尿病（DM）。空腹血糖受损和/或糖耐量减低为糖尿病前期。我国糖代谢分类采纳世界卫生组织标准。

表 10　糖代谢状态分类

| 糖代谢分类 | 静脉血浆葡萄糖（mmol/L） | |
| --- | --- | --- |
| | 空腹血糖（FPG） | 糖负荷后 2 小时血糖（2h PPG） |
| 正常血糖（NGR） | < 6.1 | < 7.8 |
| 空腹血糖受损（IFG） | 6.1 ≤ FPG < 7.0 | < 7.8 |
| 糖耐量减低（IGT） | < 7.0 | 7.8 ≤ 2 h PPG < 11.1 |
| 糖尿病（DM） | ≥ 7.0 | ≥ 11.1 |

# 9. 糖尿病有哪些类型?

　　糖尿病的分型是依据对糖尿病的病理生理、病因和临床表现的认识而建立的综合分型。目前国际上通用世界卫生组织糖尿病专家委员会提出的分型标准（1999），可以分为：1 型糖尿病（T1DM）、2 型糖尿病（T2DM）、妊娠期糖尿病（GDM）和其他特殊类型糖尿病。

　　1 型糖尿病：指胰岛 β 细胞破坏，常导致胰岛素绝对缺乏。多数发病时较年轻，从确诊就开始长期胰岛素治疗，又称为胰岛素依赖型糖尿病。

　　2 型糖尿病：其主要特征为胰岛素作用异常和分泌障碍，可从胰岛素抵抗为主伴相对胰岛素缺乏，到胰岛素分泌缺陷为主伴胰岛素抵抗。其确切病因还不清楚，发病年龄以中老年人为主，现在有年轻化趋势。2型糖尿病占比为90%～95%，可口服降糖药或胰岛素治疗。

妊娠期糖尿病：指妊娠期间发生的不同程度的糖代谢异常。不包括孕前已诊断或已得糖尿病者，这类患者称为糖尿病合并妊娠。

特殊类型糖尿病：是病因相对明确的一类高血糖状态。可以分为8种。①胰岛β细胞功能的基因缺陷：青年人中的成年发病型糖尿病（MODY）、线粒体基因突变糖尿病；②胰岛素作用的基因缺陷：A型胰岛素抵抗糖尿病等；③胰腺外分泌疾病：胰腺炎、胰腺肿瘤等；④内分泌疾病：库欣综合征、甲状腺功能亢进、醛固酮瘤等；⑤药物（糖皮质激素等）或化学品所致的糖尿病；⑥感染：先天性风疹等；⑦不常见的免疫介导性糖尿病；⑧其他与糖尿病相关的遗传综合征：Down综合征等。

# 10. 各种类型糖尿病的胰岛功能及干预措施

各种类型糖友的胰岛功能不同，干预也不一样（表11）。

表11　各种类型糖尿病的胰岛功能及干预措施

| 分型 | 机理 | 胰岛功能 | 干预措施 |
| --- | --- | --- | --- |
| 健康人 | 胰岛生产全部所需胰岛素 | 胰岛正常工作 | 无须干预 |
| 糖尿病前期 | 胰岛生产大部分所需胰岛素 | 胰岛超负荷工作 | 饮食、运动 |

续表

| 分型 | 机理 | 胰岛功能 | 干预措施 |
|------|------|----------|----------|
| 1 型糖尿病 | 胰岛几乎不生产胰岛素 | 胰岛罢工 | 外源性胰岛素替代 |
| 2 型糖尿病 | 胰岛生产部分所需胰岛素 | 胰岛兼职 | 饮食、运动、口服降糖药、外源性胰岛素 |
| 妊娠期糖尿病 | 短期内胰岛生产部分所需胰岛素 | 胰岛休假 | 饮食、运动、外源性胰岛素 |
| 特殊类型糖尿病 | 胰岛生产部分所需胰岛素 | 胰岛兼职 | 饮食、运动、口服降糖药、外源性胰岛素 |

# 11. 2 型糖尿病能治愈吗?

2 型糖尿病若早期就发现、及早正规治疗,很多人能达到不需要吃药,光靠饮食和运动就可以把血糖长期控制在达标水平的状态。专家通过大量研究,为我们定义了 2 型糖尿病缓解的三种程度。

(1)部分缓解:血糖能达到糖尿病前期的水平,糖化血红蛋白在 5.7% ～ 6.4%,空腹血糖在 5.6 ～ 6.9 mmol/L (100 ～ 125 mg/dl)至少持续 1 年。

(2)完全缓解:血糖达到正常水平,糖化血红蛋白< 5.7%,空腹血糖< 5.6 mmol/L(100 mg/dl)至少持续 1 年。

(3)长期缓解:血糖达到上述完全缓解水平,至少持续 5 年。

所以，2 型糖尿病是可以缓解的，能否缓解的关键有三点：①早筛查、早发现；②早期强化治疗到血糖完全达标水平；③长期坚持健康饮食、运动的习惯。

# 12. 1 型糖尿病是怎么得的?

1 型糖尿病绝大多数是自身免疫性疾病，其病因主要有：

（1）遗传因素：同卵双生子中 1 型糖尿病同病率达 30%～40%。

（2）环境因素：包括病毒感染、化学毒物和饮食等。

（3）自身免疫因素：包括细胞免疫和体液免疫。

遗传因素和环境因素共同参与其发病，环境因素作用于有遗传易感性的个体，激活自身免疫反应，引起选择性胰岛 β 细胞破坏和功能减退，体内胰岛素分泌不足进行性加重，最终导致糖尿病。

# 13. 2 型糖尿病是怎么得的?

2 型糖尿病是由遗传因素及环境因素共同作用引起的多基因遗传性复杂病。主要病因有：

（1）遗传与环境因素：同卵双生子中 2 型糖尿病的同病率接近 100%，但起病和病情进程则受环境因素的影响，变异很大。环境因素包括年龄、生活方式、营养状态、体力活动、应激等。在遗传因素和环境因素共同作用下引起的肥胖，特别是中心性肥胖，与胰岛素抵抗和 2 型糖尿病的发生密切相关。

（2）胰岛素抵抗和胰岛 β 细胞功能缺陷。

（3）胰岛 α 细胞功能异常和肠促胰素分泌缺陷。

（4）肠道：2 型糖友肠道菌群结构及功能与健康人不同，肠道菌群可能通过干预宿主营养及能量的吸收利用、影响体质量和胆汁酸代谢、促进脂肪的合成及储存、影响慢性低度炎症反应等机制参与 2 型糖尿病的发生发展。

# *14.* 1 型糖尿病与 2 型糖尿病，哪个严重?

糖尿病分型主要是根据胰岛功能划分的，定了分型就基本确定了个人胰岛功能所处的水平，与血糖管理难度相关。

2 型糖友新发现时胰岛功能一般还有 30% ～ 50%，糖友自身胰岛细胞有一定血糖调节能力，部分糖友可单纯靠饮食和运动控制，部分糖友需口服降糖药，部分糖友需注射胰岛素；血糖容易高，相对不容易低，需要定期监测血糖。2 型糖尿病病因复杂，药物选择需考虑多方面因素，有一定难度。

1 型糖友发现时胰岛功能一般不足 5% ～ 10%，剩余功能很少，需要终身胰岛素替代治疗，且自身代谢状态、激素水平多变，无法一套方案用到底，需要经常咨询医生调整胰岛素治疗方案；血糖既容易高，也容易低，需要频繁监测血糖。

## 15. 1 型糖尿病、2 型糖尿病会相互转化吗？

1 型糖尿病不会变成 2 型糖尿病，因为 1 型糖尿病胰岛素绝对缺乏，2 型糖尿病只是胰岛素相对缺乏。

2 型糖友血糖越好，越有利于保护胰岛功能，使其不继续减低，甚至还能好转，胰岛功能不能完全恢复，但可以部分缓解。如果长期严重高血糖，频发低血糖，或血糖波动大，胰岛细胞分泌的胰岛素越来越少，2 型糖友的胰岛功能会越来越接近 1 型糖友水平。

## 16. 什么是糖尿病前期？

空腹血糖在 6.1 ～ 7.0 mmol/L 是空腹血糖受损。餐后血糖在 7.8 ～ 11.1 mmol/L 是糖耐量减低。

糖尿病前期又叫糖调节受损，包括空腹血糖受损、糖耐量减低或两者并存。糖尿病前期比正常人血糖高，比糖友血糖低，是糖尿病的预警信号。

## 17. 有多少人是糖尿病前期？

糖尿病前期几乎没有任何不舒服的感觉，一般是去医院或体检中心做生化常规检查或自己测血糖时无意中发现的。2010 年流行病学调查中，采用美国糖尿病学会诊断标准筛查，我国有 50.1% 的成年人是糖尿病前期。

## 18. 糖尿病前期一定会发展成糖尿病吗？

研究显示，糖尿病前期人群有 33.5% 可能在 7.5 年后进展为 2 型糖尿病，10.7% 在 10 年后出现心血管疾病。糖化血红蛋白在 5.5%～6.5% 的人群中，有 32.4% 的风险发展为 2 型糖尿病，11.4% 发展为心血管疾病；糖化血红蛋白在 5.7%～6.5% 的人群，得 2 型糖尿病和心血管疾病的风险更高，分别为 41.3% 和 13.3%。

糖尿病前期人群及早进行饮食、运动管理，可能终身不发展为 2 型糖尿病。

## 19. 如何预防糖尿病前期发展为糖尿病？

大庆糖尿病预防研究证实，糖尿病前期人群进行 3 年左右的生活方式干预，得 2 型糖尿病的风险降低 60% 左右，减少微血管和大血管病变。

曾有医学专家用二甲双胍干预糖尿病前期人群，平均观察 3 年，得出糖尿病前期人群发展为 2 型糖尿病的风险降低 25%～30% 的结论（降糖药必须由内分泌专科医生开处方，不得自行服用）。

糖尿病前期的自然病程是可以改变的，积极调理饮食、运动，少吃、多动、监测血糖，可以延缓或预防发展为糖尿病。

## 20. 糖尿病前期为什么要管理饮食和运动?

糖尿病前期人群饮食、运动调理 1 ~ 3 个月,血糖基本能恢复正常,但血糖达标后仍需要坚持控制饮食、运动,否则血糖会再次升高。

糖尿病前期不是独立的一种病,但多数会伴随胰岛素抵抗,是发生 2 型糖尿病的危险因素和主要病因。血糖长期处在糖尿病前期水平,可能增加微血管、大血管并发症的风险。

如果确诊为糖尿病前期,要调理饮食和运动,把血糖控制在正常范围,和健康人一样的水平,能预防糖尿病及其并发症。

## 21. 糖尿病高危人群有哪些?

年龄 ≥ 40 岁者;体质指数 ≥ 24 者;糖尿病前期人群;糖化血红蛋白在 5.7% ~ 6.5% 者;有血缘关系的父母兄弟姐妹有糖尿病者;高密度脂蛋白 < 0.90 mmol/L,甘油三酯 > 2.22 mmol/L 者;有高血压、心脑血管病者;年龄 ≥ 30 岁的妊娠妇女;有妊娠期糖尿病史者;曾分娩巨大儿(婴儿出生体重 ≥ 4 千克)者;有多囊卵巢综合征的妇女;常年不参加体力活动者;使用一些特殊药物,如糖皮质激素、利尿剂等药物者。

## 22. 糖尿病风险因素排行榜

（1）超重、肥胖，体质指数（BMI）超标。

（2）全谷物吃得少。

（3）静坐的工作、生活方式，体力活动不足。

（4）精制谷物，白米、白面吃得太多。

（5）高血压。

（6）低脂乳制品吃得少。

（7）目前吸烟。

（8）坚果吃得少。

（9）水果吃得少。

（10）蔬菜吃得少。

（11）鱼和海鲜吃得少。

（12）加工肉类，如腊肉、腌肉、腊肠等吃得多。

（13）红肉吃得多。

（14）含糖饮料，可乐、雪碧等喝得多。

## 23. 吃糖多容易得糖尿病吗？

进食糖分多的人比进食糖分少的人患糖尿病的风险增加了 26%，正常人每天糖分的摄入量需限制在 50 克以内，最好低于 25 克。

糖属于简单的碳水化合物，升糖速度快，幅度大，进食糖后，动态血糖的血糖曲线呈快速升高，又快速降低的波动趋势。因为糖进入体内容易转化成葡萄糖升高血糖，高血糖会刺激胰岛素分泌，胰岛素可以降低血糖。这样血糖反复波动，增加胰岛细胞的"工作量"，使胰岛负担加重进而会增加患糖尿病的风险。

## 24. 肥胖的人容易得糖尿病吗？

体质指数≥24是超重，≥28是肥胖。腹型肥胖指男性腰围与臀围比值≥0.9，女性腰围与臀围比值≥0.8，肥胖尤其是腹型肥胖容易得2型糖尿病。

脂肪细胞可以储存和提供能量，脂肪摄入越多，越导致肥胖；脂肪细胞还有内分泌功能，可以分泌各种因子参与机体代谢、生长发育等。肥胖是引起胰岛素抵抗的重要原因，胰岛素抵抗使机体对胰岛素的敏感性降低，血糖升高，导致胰岛要产生更多的胰岛素来降低血糖；而胰岛素越多，越容易增加体重，形成恶性循环。当胰岛加班加点工作也难以满足日常生活需要量时，则血糖升高，发展成糖尿病前期或糖尿病。

## 25. 糖尿病和吸烟有关吗？

吸烟刺激呼吸道，容易引起上呼吸道、肺部感染、慢性支气管炎、肺癌，吸烟的人得糖尿病的概率是不吸烟的人的2.7倍。吸烟的人内脏脂肪量、空腹血糖、糖化血红蛋白都比不吸烟的人高。不管健康人还是糖友，都建议戒烟。

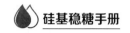 

## 26. 静坐不动的生活、工作方式容易得糖尿病吗?

研究显示,每天花超过 2 小时窝在沙发上、床上看电视的人,肥胖的风险增加 23%,糖尿病的风险增加 13%。

每天超过 2 小时上班时候坐着不动的人,肥胖风险增加 5%,糖尿病风险增加 7%。

每天步行时间超过 1 小时的人,肥胖的风险降低 24%,糖尿病的风险降低 34%。

## 27. 不吃早餐容易得糖尿病吗?

一项研究中,受试者隔一天吃一次早餐,午餐、晚餐不变。与吃早餐相比,没吃早餐的日子,平均胰岛素和血糖水平明显升高。胰岛素反应中度升高,上升了 28%;葡萄糖反应轻度升高,上升了 12%。无论体重是否超标,均出现这种情况。胰岛素和血糖升高,提示胰岛素抵抗,代谢血糖的能力下降,需要分泌更多的胰岛素,才能将血糖控制在正常范围。这种现象,是糖尿病早期的报警信号之一。长期不吃早餐,得糖尿病的风险增加。

另外,不吃早餐所缺的能量,午餐、晚餐会补回来,很容易吃多,升高血糖,影响全天的胰岛素调节。无论多忙,早餐都不能省。

## 28. 睡眠不好容易得糖尿病吗?

经常睡不够,抑郁焦虑,内分泌代谢紊乱,易肥胖,导致血糖、血脂升高。

日本研究得出，每天平均睡眠时间不到 5 小时的人，容易得糖尿病，是平均睡眠时间 7 小时以上的人的 5 倍多；觉得睡不够的人，得糖尿病的风险约是睡眠充足的人的 6.8 倍；经常半夜醒来后就睡不着的人，得糖尿病的风险约是没有这种情况的人的 5 倍。

国外有研究得出，每天超过 10 小时的睡眠，比睡眠不足危害更大，容易引起糖尿病、心血管病、焦虑和肥胖等。

欧美的研究得出，睡眠时间过短或过长的人，得糖尿病的风险会上升。

许多研究表明，睡眠障碍可能会引起胰岛素分泌增多但效果减弱，吃了糖分高的食物后，胰岛素不能有效降糖，慢慢可变成糖尿病前期，进而发展为糖尿病。

## 29. 怎么预防糖尿病？

预防糖尿病主要是改变容易引起糖尿病的习惯，基因没办法选择和改变，但是生活习惯是自己养成的，21 天养成一个习惯，把不健康的习惯都改掉，就能健健康康。

（1）控制体重：尽量保持正常的体质指数（BMI）：$18.5 \leqslant BMI < 24$。

（2）多运动：减少开车或乘电梯的次数，多进行户外跑步、爬山、徒步，若条件不允许，去健身房锻炼也行，至少达到每天 8000 步，或者半小时以上的运动量。

（3）不是啥都不让吃，是要饮食结构更合理，营养素均衡搭配。外国人吃肉多，中国人吃粮多。我们需要适当少

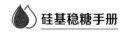

吃碳水化合物，多吃蛋白质，多吃坚果、水果、蔬菜。

# 30. 聚餐时糖友怎么吃？

聚餐时糖友要吃一些升糖慢、升糖少的菜，选择清蒸、炖、凉拌等烹饪方式，如清蒸鱼、清蒸海鲜，蘸酱油或油醋汁吃；少选浓稠的酱汁，如甜面酱、豆瓣酱、酸梅酱、茄汁、辣椒油等；烹调清淡的鱼、虾、鸡、鸭肉，糖友也是可以吃的。

空心菜、娃娃菜、菠菜、油麦菜、油菜、菜心、黄瓜、茄子、西红柿适合多吃点。土豆、红薯、山药、南瓜当主食吃时，吃这些要减少主食用量。

# 31. 糖友每天喝多少水合适？

我们每天需要的水来自喝水、吃饭、新陈代谢，同时通过大小便、出汗和流眼泪等方式带走代谢完的水分。补充的水和流失的水保持平衡，每天排出去 2000 ～ 2500 毫升水（尿量 1000 ～ 1500 毫升，不感性排出 1000 毫升），也要补充 2000 ～ 2500 毫升水进来（饮水与食物 1700 ～ 2200 毫升，代谢水 300 毫升）。糖友每天要摄入约 2000 毫升水，体重轻的喝得少一点，体重大的喝得多一点。

血糖高、尿里有酮体、大热天出汗多、运动量大、感冒、尿路感染、腹泻、发热等情况下，需要多喝水，饮水量要高于日常需要量才可以满足机体需要。

## 32. 糖友怎么洗脚？

洗脚水温度宜低于37℃，使用中性香皂，擦脚要用柔软、吸水性强的毛巾，趾缝间也要擦干净。晾干后用保湿霜或润肤乳按摩双脚，避免皮肤干燥皲裂。

剪趾甲平剪，不要剪得过短，然后用指甲锉将趾甲边缘修圆滑。切忌修剪过程中把皮肤弄破。每天看双脚颜色、温度、有无胼胝、鸡眼、趾甲内陷、水疱、皲裂，有问题及时寻求医生和护士的帮助。

## 33. 糖友怎么选鞋袜？

不要光脚穿鞋，要穿干净、吸水性好、透气性好的棉袜子，袜腰应宽松、柔软。不要穿破洞或缝补的袜子，防止挤坏、碾坏脚部皮肤。

穿鞋尖宽大、有足够活动空间、透气性好、布或软皮的厚底平跟鞋。下午买新鞋好，穿新鞋不要出远门或长时间步行，新鞋应在家穿软了再穿出门。冬季注意保暖，但不要用电热毯、热水袋，防止烫伤脚。

## 34. 糖友怎么防止皮肤瘙痒？

冬季、天气干燥的时候，糖友容易皮肤瘙痒，建议勤洗澡，勤换洗内衣、睡衣、贴身衣物；不要穿尼龙紧身内衣，贴身衣物选宽松、透气性好、棉质的。

用温水、中性的沐浴露洗澡，洗完用棉毛巾擦干，涂抹保湿霜或润肤露,防止皮肤干燥、角化、瘙痒。皮肤瘙痒较重时,要寻求医生帮助,不宜自己用皮炎平等激素类药物。虽然这类药物止痒效果好,但使用不当可能会引起二重感染。

## 35. 糖友为什么容易尿路感染?

糖尿病容易并发各种感染,糖尿病合并感染是一个恶性循环。感染可使高血糖难以控制,而高血糖可加重感染。尿路感染是糖友常见的感染类型。糖友血糖较高,免疫力欠佳时,如生理期、围手术期,泌尿系原本存在的正常菌群可能变成致病菌引起感染。糖友需注意保持尿路清洁、干燥,穿全棉透气的内衣,出现尿频、尿急、尿痛、外阴瘙痒等症状及时咨询医生,必要时及早治疗,避免发展成慢性感染或引起上尿路感染,如肾炎、肾盂肾炎。

## 36. 糖友适合出差吗?

糖友出差要尽量保持和平常类似的作息和饮食习惯,早睡早起,不熬夜通宵,三餐按点吃,不要因为忙而顾不上吃饭,或随便用面包、饼干对付;减少应酬,尽量不饮酒,不抽烟;要按时按量吃降糖药,顿顿不落;走路太多注意加餐预防低血糖;静坐一天开会等,要在茶歇时间走动走动,尽量保持和平时差不多的运动量。

出差注意根据当地天气带好衣服,避免旅途奔波、过度劳累、抵抗力下降而引起着凉、感冒、发热;换了地方可能水土不服,吃饭要注意清淡、卫生,少辛辣、少油腻,避免吃坏肚子。

## 37. 糖友能旅游吗？

糖友在旅游时，当地的特色小吃或美食是不容错过的。小吃要吃低糖、低盐、少辣、少油的，想吃可以多尝几样，但每样只能尝几口，不要贪吃，以免影响血糖平衡。

有的糖友旅游一天能走两三万步，运动量很大，也要注意包里常备糖块、含糖饮料，带好测血糖用品，做好加餐和测血糖的准备。

记得吃降糖药、测血糖，有不舒服及时就近找医院咨询医生。

## 38. 糖友旅行有哪些注意事项？

穿柔软、透气、合脚的鞋、棉袜，不要穿刚买的鞋。带点乳液和指甲剪，坐飞机时指甲剪要放在托运行李内。户外行走时不要穿拖鞋，不要光脚在沙滩上、地上走，以免损伤皮肤导致感染。

长途火车或汽车要每隔 1 小时起来在过道上走走，促进血液循环。活动量大时，要加餐预防低血糖。

## 39. 糖友能正常工作吗？

糖友控制好血糖，可以像健康人一样正常工作。参与工作能多接触朋友，多社交，参加一些团建等集体活动，让心情愉快；工作会有一定的运动量，能降糖、减轻体重；工作收入也能减轻自己和家人的负担，更有成就感。大家只要量力而行，避免选择作息不规律、压力大、太过劳累的工作就好。

## 40. 哪些工作不适合糖友？

胰岛素治疗的糖友不能持有商务飞行员的执照，最好不要从事客运司机或货运司机的工作。所以，使用胰岛素的糖友不宜当飞行员或司机。

因为糖友可能出现低血糖，高空危险作业、精密运转机器操作的职业也不适合糖友。

作息不规律的职业，如护士、保安不适合糖友，尽量找一些作息规律，相对自由，能随时加餐的工作。

## 41. 学生什么时候血糖可能升高？

学生上课的时候：注意力高度集中，认真思考听讲。

考试前、考试时：精神高度集中，比较紧张。

早晨起床：赶时间、着急上学。

在学校和同学发生争执、吵架、生气时。

这些时候会产生较多的升糖激素，血糖可能升高。

## 42. 学生什么时候容易低血糖？

孩子上体育课运动的时候，最容易低血糖，尤其是做强度较高的运动时，如打篮球、踢足球、长跑、快跑。血糖不太好，比较不稳定的小糖友要和老师沟通好，尽量避免剧烈运动。

课间做广播体操、值日打扫卫生、爬楼梯、参加户外集体活动等、运动量比较大的时候，也容易低血糖，要提前加餐预防低血糖。

## 43. 高血糖影响智力吗？

血糖稍微高一点不会影响大脑和智力发育。只要不是持续高血糖，不会有酮症风险，偶尔的轻度高血糖是难免的。有的小糖友血糖比较不稳定，担心血糖高影响学习，一味压低血糖，会增加低血糖风险；而老是低血糖，大脑缺少能量，则可能影响智力发育。低血糖的时候，注意力不集中，学习效率也不高。

## 44. 喝酒影响血糖吗？

刚喝完酒，酒精会抑制肝糖原变成葡萄糖，容易低血糖，不管是糖友还是健康人，都不能空肚子喝酒，要先吃点米饭或面条再喝酒。

酒精能量很高，若饮酒量大，喝完一段时间后容易高血糖。

## 45. 失眠会引起血糖升高吗？

失眠的表现有：入睡困难，入睡时间超过30分钟；睡不熟，一夜醒来超过2次；早早醒来，醒来后睡不着，一天总的睡眠时间少于6小时；做梦多，第二天困倦、瞌睡、打哈欠，工作、学习效率不高。

失眠、多梦、早醒、睡眠不够时，夜里的升糖激素分泌会增加，半夜、空腹血糖可能会升高。

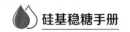

## 46. 吃完饭立即睡觉好吗？

很多人吃完饭会犯困、有倦意，是因为吃饱后血液大部分都到胃肠道消化食物，大脑的血液供应减少；吃完血糖升高，也容易让人犯困。所以，上班族、退休族，很多都是吃饱后，躺下就睡了。

一吃完就睡是不好的，因为这时大脑的血液减少，血压下降。这时候睡觉，容易脑供血不足，尤其是老年人，这会正是容易发生心肌梗死、脑梗死、脑血栓的时候。

吃完尽量散散步，做做家务，过一会儿再睡觉。

## 47. 吃什么会影响睡眠？

睡前吃了很甜、糖分高的食物，如冰淇淋、糖块、巧克力等，夜里容易做噩梦。

含咖啡因、可可碱的食物，如巧克力、咖啡等，会让人兴奋、失眠。酒喝多了也会引起睡眠紊乱。

加有肥肉、奶酪等的意大利面、披萨等高碳水化合物、高脂肪、高能量的食物，会加重胃肠道负担，影响睡眠。

有的食物因为利尿，吃多了会让人晚上起夜，也会影响睡眠，如冬瓜。

睡前不要吃大蒜等辛辣的食物。

## 48. 每天睡多久合适？

推荐大家 21：00 ～ 23：00 入睡，6：00 ～ 8：00 起床，

上床后尽量半小时内入睡。0：00～3：00睡眠是最好的，是人的深度睡眠期。这几个小时如果睡好了，一天都有精神。

全国人口平均睡眠时间约为7.5小时，成人每天应有7～8小时的睡眠，睡眠好坏，不光要看睡眠时间的长短，还要看睡醒后头脑是否清醒、精力是否充沛，保证一天都能正常工作、学习，就是睡好了。

## 49.　"三高"中哪一个对人的危害最大?

（1）高血压：血压高，血液对血管壁的压力就大，时间久了容易引起血管硬化，血管弹性变小，就像老化的水管，容易破裂。加上高血压因素刺激，血压越高，压力越大，就越容易破裂，血管破裂就会引起出血，脑血管破裂就是脑出血，很危险。

（2）高血糖：血糖长期不达标，一直高着，就像神经、血管在糖水里泡着，年深日久容易引发神经、血管并发症，如冠心病、脑梗死。

（3）高血脂：可以理解为血液里的杂质多了，时间久了沉积在血管壁，就容易引起斑块、栓塞、堵塞，堵到心脏就是心肌梗死，堵到大脑就是脑梗死。

如果一个人有其中两项或三项，互相影响，危害会加大。

## 50.　"三高"、中风、心脏病能治愈吗?

高血糖、高血压、高血脂是慢性代谢病，属于上游疾病。本质是器官功能问题，表现为血糖、血压、血脂代谢指标升高。治疗的本质是让这些指标恢复正常，现在降糖药、降压药、降脂药多达上百种，把血糖、血压、血脂降至正常范围是没有问题的，但是慢性病本身的特点决定了患者需要长期吃药，要不然指标就又高了，所以慢性病重在管理。

中风、心脏病则相反，属于下游疾病。血糖、血压、血脂管理得不好，则容易出现中风、心脏病等。平时我们注意饮食和运动，预防"三高"，就是为了不让自己的血管堵住。

正常血管中是有血糖、血脂的，只是不多，够我们用就行。当这些物质过多时，高出来的部分就是杂质了，需要持续清除杂质，才能保证血液供应。帮助我们清除杂质的就是降糖药、降脂药等。平时不注意随时清除，杂质一旦多到堵塞血管，问题就大了，堵到要害部位甚至危及生命。

中风多数是急性发病，急性期过后，病情平稳，可以理解为中风治好了，只是预后因人而异。有的人恢复得和正常人一样，看不出曾经中风过；有的人则留下后遗症，比如口角歪斜、说话不利索、行走困难。心脏病一般发病比较急，风险大，需引起高度重视，定期做检查，防患于未然。

## 51. "三高"无法彻底治愈的原因是什么？

我们身体每一个器官都很精密，很重要，而且很多都是唯一的，无法修复到原来的样子，无法恢复出生时的样子。所以要珍惜每一个器官，不要过度消耗，不要等用坏了再找医生修复，修复得再好和"原装"还是有区别的。

这些慢性病都可以预防和控制。有很好的药物和治疗方法，但是老百姓心目中期待的不用吃药和打针，就能恢复到出生时的样子，是无法实现的。简单讲，就像仪器磨损。有的人的胰岛器官消耗过度，用坏了，血糖高了，变成糖尿病了，经过治疗，胰岛能部分恢复，但不能完全修复，欠缺的部分就只能靠药物弥补了。

减少胰岛"磨损"的办法就是健康饮食和规律运动。慢病重在防，不得病是最好的。上医治未病，要做好高血糖、高血脂、高血压的预防。

## 参考文献

［1］王辰，王建安．内科学［M］．3版．北京：人民卫生出版社，2015：1074–1109.

［2］葛均波，徐永健，王辰．内科学［M］．9版．北京：人民卫生出版社，2018：725–753.

［3］宁光．内分泌学高级教程［M］．北京：人民军医出版社，2011. 306–416.

［4］中华医学会糖尿病学分会．中国2型糖尿病防治指南（2013年版）［J］．中华糖尿病杂志，2014，6（7）：447–498.

［5］中华医学会糖尿病学分会．中国糖尿病护理及教育指南（2009年版）［J］．中华糖尿病杂志，2010，18（4）：12–142.

［6］KOOPMAN A D M，BEULENS J W，TINE D，et al. Prevalence of Insomnia（Symptoms）in T2D and Association With Metabolic Parameters and Glycemic Control：Meta–Analysis［J/OL］. J Clin Endocrinol Metab，2019，105（3）：614–643［2020–12–15］. https：//doi. org/10. 1210/clinem/dgz065.

［7］中国高血压防治指南修订委员会．中国高血压防治指南（2010修

订版）［J］. 中华高血压杂志，2011，19（8）：701-742.

［8］中国成人血脂异常防治指南制订联合委员会. 中国成人血脂异常防治指南［J］. 中国循环杂志，2016，31（10）：937-950.

［9］中华医学会糖尿病学分会. 中国 2 型糖尿病防治指南（2020 年版）［J］. 中华糖尿病杂志，2021，13（4）：315-409.

［10］LI Y，WANG D D，LEY S H，et al. Time Trends of Dietary and Lifestyle Factors and Their Potential Impact on Diabetes Burden in China［J/OL］. Diabetes Care，2017，40（12）：1685-1694 ［2020-12-20］. https：//doi. org/10. 2337/dc17-0571.

［11］王建枝，钱睿哲. 病理生理学［M］. 9 版. 北京：人民卫生出版社，2020：22-23.

［12］葛可佑，杨月欣. 中国营养科学全书［M］. 2 版. 北京：人民卫生出版社，2019：1810-1830.

# 第八章

## 妊娠期糖尿病知识

## 1. 妊娠合并糖尿病有几种类型？

妊娠合并糖尿病包括孕前糖尿病（PGDM）和妊娠期糖尿病（GDM）。

（1）孕前糖尿病，符合以下2个条件中的任意一个即可诊断为孕前糖尿病。

1）怀孕前已确诊为糖尿病，原有1型、2型、特殊类型糖尿病的糖友，怀孕后为糖尿病合并妊娠。

2）妊娠期间的糖尿病——妊娠期显性糖尿病（ODM）。怀孕前未进行过血糖检查，怀孕期间发现血糖升高，已经达到糖尿病诊断标准。

（2）妊娠期糖尿病：指怀孕期间发现血糖升高，达到妊娠期糖尿病诊断标准，但尚未达到糖尿病诊断标准（妊娠期糖尿病与糖尿病诊断标准不一样）。

## 2. 糖尿病合并妊娠是什么？

糖尿病合并妊娠是指怀孕前已确诊为1型、2型、特殊类型糖尿病的患者，血糖控制稳定，没有严重并发症。经过体检检查满足生孩子的标准，备孕后怀孕，现在正处于怀孕时期。这部分人产后仍然是糖尿病，分型与原来分型一致。

## 3. 妊娠期间的糖尿病怎么诊断？

妊娠期间的糖尿病，又叫妊娠期显性糖尿病，指在怀孕时期的任何阶段里，OGTT 检查结果达到非怀孕人群的糖尿病诊断标准，即：

空腹血糖 ≥ 7.0 mmol/L；或 OGTT 2 小时血糖 ≥ 11.1 mmol/L；或伴有典型的高血糖症状或高血糖危象，同时随机血糖 ≥ 11.1 mmol/L。

糖化血红蛋白 > 6.5% 可作为辅助项，不推荐妊娠期常规用糖化血红蛋白进行糖尿病筛查。

妊娠期首次发现且血糖升高已经达到糖尿病诊断标准，应将其诊断为孕前糖尿病，而非妊娠期糖尿病。这部分人产后一般仍是糖尿病。

## 4. 孕前糖尿病血糖控制目标是多少？

孕前糖尿病包括两种：一种是糖友怀孕；一种是怀孕后才发现血糖高并且已经达到糖尿病诊断标准，诊断为妊娠期显性糖尿病。

孕前糖尿病控制目标为：

（1）空腹血糖、餐前血糖、夜间血糖：3.3 ～ 5.6 mmol/L。

（2）餐后峰值血糖 5.6 ～ 7.1 mmol/L。

（3）最低血糖高于 3.3 mmol/L 。

（4）糖化血红蛋白 < 6.0%。

## 5. 妊娠期糖尿病是什么意思？

妊娠期糖尿病是指在妊娠期发生的糖代谢异常，但血糖尚未达到妊娠期显性糖尿病的诊断标准。这种妊娠糖尿病，在妊娠合并糖尿病的人群中，占比为 80% ～ 90%。

## 6. 妊娠期糖尿病怎么诊断?

尚未被诊断为孕前糖尿病或妊娠期糖尿病的孕妈妈,在怀孕 24～28 周或 28 周后,首次就诊时,OGTT 筛查糖尿病。OGTT 前至少禁食 8 小时,试验前连续 3 天正常饮食,每天吃碳水化合物不少于 150 克。检查期间静坐、禁烟。检查时 5 分钟内喝完含有 75 克葡萄糖的 300 毫升糖水,分别抽取孕妇服糖水前及服糖水后 1 小时、2 小时的静脉血(从开始饮用糖水时计算时间)。采用葡萄糖氧化酶法测定血糖水平。

妊娠期糖尿病的诊断标准为:

5.1 mmol/L ≤ 空腹血糖 < 7.0 mmol/L;或 OTGG 1 小时血糖 ≥ 10.0 mmol/L;或 8.5 mmol/L ≤ OTGG 2 小时血糖 < 11.1 mmol/L。

只要满足上述其中一项即为妊娠期糖尿病。

## 7. 妊娠期糖尿病的高危人群有哪些?

(1)曾经有妊娠期糖尿病史。

(2)曾经有巨大儿分娩史,即生过出生时体重 ≥ 4 千克的孩子的妈妈。

(3)孕前肥胖,孕期体重增长过快。

(4)有多囊卵巢综合征(PCOS)。

(5)有血缘关系的一级亲属(父母、兄弟姐妹)有糖尿病,即有家族遗传史。

(6)孕早期空腹尿糖反复阳性。

只要具备上述一点,就是妊娠期糖尿病的高危人群,以后患糖尿病的概率也会升高。日常生活中需要合理饮食和运动来预防糖尿病。

## 8. 妊娠期糖尿病的控制目标是多少？

这部分人的控制目标为：

（1）空腹血糖 ≤ 5.3 mmol/L。

（2）餐后 1 小时血糖 ≤ 7.8 mmol/L。

（3）餐后 2 小时血糖 ≤ 6.7 mmol/L。

（4）夜间血糖 ≥ 3.3 mmol/L。

（5）糖化血红蛋白＜ 5.5%。

## 9. 为什么会得妊娠期糖尿病？

孕期妈妈、宝宝都需要胰岛素，胰岛素需求量比未怀孕时大大增加；妊娠可暴露胰岛功能减低的问题。在妊娠期，女性体内许多激素水平升高，其中糖皮质激素、性激素、催乳素、皮质醇水平升高会不同程度加重胰岛素抵抗，当自身胰岛细胞分泌的胰岛素不能代偿时，血糖则会升高，达到妊娠期糖尿病的水平。

## 10. 妊娠期糖尿病为什么越来越多？

妊娠期糖尿病是发生在孕期的高血糖症，在糖尿病中占比为 2%～ 3%（2018 年数据，现逐步增长）。该类型糖尿病可在产前筛查中做 OGTT 检测出来。妊娠期糖尿病发生率越来越高的原因有：

（1）知晓率。目前产检普遍规范化，覆盖率提高，糖筛率提高，妊娠期糖尿病知晓率提高。

（2）晚育。现在由于越来越多的女性都有自己的事业，怀孕年龄较以前普遍晚了一点，以前多是二十几岁，现在越来越多女性三十多岁或更晚才要小孩。

（3）能量过剩。现在吃的高脂肪、高蛋白食物比以前多了，这些食物能量都比较高。但由于机械化、自动化、代步工具越来越多，快递、外卖等服务业飞速发展，人们足不出户就可以买到各种日常生活所需的物品，体力活动、劳动量比以前少了，所以很多人都是吃进去的能量大于消耗掉的能量。

## 11. 怎么预防妊娠期糖尿病？

预防妊娠期糖尿病主要是针对高危因素进行控制：

（1）有妊娠期糖尿病史的女性再次妊娠时发生妊娠期糖尿病的可能性为30%～50%。因此，产后1年以上计划妊娠者，最好在计划妊娠前做OGTT，或至少在妊娠早期行OGTT。如血糖正常，也仍需在妊娠24～28周再行OGTT。

（2）备孕女性要严格控制体重。怀孕容易长胖，较胖的女性可以先减重，再怀孕。孕前、孕期体重不要超标。

（3）女性准备要小孩的年龄不要过大。

（4）孕前、孕期适当运动，避免静坐不动的工作、生活方式。在专业健身教练指导下，做一些有氧运动减脂；孕前增强腹肌、骨盆肌肉等锻炼，有利于顺产。

（5）主食粗细结合。粗粮、细粮轮换着吃，或者粗粮、细粮按 1：2 或 1：3 混合，搭配着吃。适当吃点荞麦面、莜麦面、杂粮面，对血糖影响较小。

（6）多吃健康新鲜的蔬菜、低糖水果，补充膳食纤维；少吃果汁、果脯、果酱、奶茶、甜品；少吃烧烤、火锅、鸡排、油炸食品。

（7）调整心态，平和的心态有助于预防糖尿病。

## 12. 为什么孕期一定要做糖尿病筛查？

患妊娠期糖尿病的孕妇多数没有明显的"三多一少"症状，即吃得多、喝得多、尿得多、体重减轻的症状。妊娠期糖尿病主要是在怀孕 6～7 个月做 OGTT 筛查糖尿病时发现的。

现在妊娠期糖尿病发生概率升高。及时发现，进行饮食调理对宝宝、妈妈都有好处。要是血糖高没有发现，不利于母婴健康。

## 13. 怀孕前血糖高，怀孕后会是妊娠期糖尿病吗？

怀孕前发现血糖高，应该先做一下 OGTT，看一下自己的糖代谢状态属于以下哪种：正常、空腹血糖受损、糖耐量减低、糖尿病。空腹血糖受损和 / 或糖耐量减低可以明确诊断为糖尿病前期；达到糖尿病标准可以诊断为糖尿病。

（1）若孕前检查已经是糖尿病或糖尿病前期，则怀孕后属于糖尿病合并妊娠，产后不能恢复正常。

（2）孕前检查正常的准妈妈，孕期需要每月测空腹血糖。怀孕 6～7 个月需做 OGTT 筛查糖尿病（糖筛）。

孕期糖筛检查异常，达到妊娠期糖尿病诊断标准，未达到糖尿病诊断标准，则诊断为妊娠期糖尿病，产后多数能恢复正常。

孕期糖筛异常，已经达到糖尿病诊断标准，则诊断为妊娠期显性糖尿病，产后不能恢复正常。

## **14.** 怀孕前血糖正常，为什么会得妊娠期糖尿病？

有的女性孕前没糖尿病，怀孕 6 ～ 7 个月做糖尿病筛查时发现是妊娠期糖尿病。

因为宝宝在妈妈的子宫腔里逐渐长大，母亲体内的催乳素、糖皮质激素、孕激素等逐渐升高。这些都有升高血糖的作用，可引起胰岛素抵抗，使胰岛素降糖效应减低。再加上孕期妈妈体重快速增长，需要的胰岛素增多，胰岛素则会相对缺乏，血糖就容易升高。

## **15.** 高血压对孕妈妈有哪些影响？

妊娠期高血压风险增加 2 ～ 4 倍。妊娠期高血压可能引起子痫、胎盘早剥；更容易导致早产；还可导致泌尿系统感染、羊水过多、巨大儿等；容易引起难产；增加产后出血的风险；也会增加糖尿病酮症酸中毒的风险；在孕早期容易导致自然流产、胎儿窘迫等。

## **16.** 孕期高血糖对胎儿有哪些影响？

（1）巨大儿：发生率高达 25% ～ 42%。原因是胎儿长期处于母体高血糖的环境中，可以促进蛋白质和脂肪的合成、抑制脂解作用，导致胎儿过度生长发育。

（2）胎儿生长受限（FGR）：发生率约21%。妊娠早期高血糖有抑制胚胎发育的作用，导致胚胎发育落后。糖尿病合并微血管病变者，胎盘血管出现异常，会影响胎儿的生长发育。

（3）流产和早产：妊娠早期高血糖状态可使胚胎发育异常，最终导致胚胎死亡而流产。孕期高血糖可导致羊水过多，羊水过多易发生早产，并发妊娠期高血压疾病、胎儿窘迫等并发症时，常需提前终止妊娠，早产发生率为10%～25%。

（4）胎儿窘迫和胎死宫内：妊娠中晚期发生的糖尿病酮症酸中毒可导致胎儿窘迫和胎死宫内。

（5）胎儿畸形：未控制孕前糖尿病的孕妇，胎儿严重畸形的发生率为正常妊娠的7～10倍，与受孕后最初数周高血糖水平密切相关，是围产儿死亡的重要原因。

## *17.* 孕期高血糖对新生儿有哪些影响？

妊娠期间血糖控制得不好，可能引起新生儿呼吸窘迫综合征；新生儿低血糖；新生儿夭折。孩子长大以后发生肥胖、糖尿病的概率会增加。

所以，妈妈在妊娠期高血糖的话，并不是孩子生出来就安全了，看护者在孩子出生后也要多仔细观察。

## *18.* 孕期低血糖对妈妈有哪些影响？

孕妇血糖低于3.3 mmol/L算低血糖。严重低血糖若不能及时发现和纠正可能引起昏迷。经常低血糖，低血糖持续时

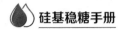 

间长，可能引起神经、血管损伤。孕早期、怀孕前 3 个月，严重低血糖可能引起流产。

## *19.* 孕期低血糖对胎儿有哪些影响？

孕期低血糖可导致胎儿生长慢、发育不良、大脑发育迟缓；严重低血糖可能引起供血、供氧不足，甚至胎儿窒息。

低血糖比高血糖风险更大。糖妈妈千万不要因为怕高血糖而使用过量胰岛素，容易导致经常低血糖。

## *20.* 妊娠期糖尿病怎么控制血糖？

医学营养治疗的目的是把妊娠期糖尿病孕妇的血糖控制在正常范围内，保证孕妇和胎儿合理摄入营养，减少母婴并发症的发生。一旦确诊妊娠期糖尿病，应立即进行医学营养治疗和运动控制，规律监测血糖。医学营养治疗和运动控制后，空腹血糖及餐后 2 小时血糖仍不达标者，应及时在专科医生指导下应用胰岛素治疗。

另外，建议计划怀孕的糖尿病女性应尽量控制血糖。不使用胰岛素的糖尿病女性应达到糖化血红蛋白＜ 6.5%；使用胰岛素的糖尿病女性应达到糖化血红蛋白＜ 7%。

## *21.* 妊娠期糖尿病营养摄入量推荐

每日摄入总能量：由营养师根据不同妊娠前体重和妊娠期的体重增长速度计算。妊娠早期应保证不低于 1500 kcal/d（1 kcal=4.184 kJ）；妊娠晚期不低于 1800 kcal/d。

碳水化合物摄入不足可能会引起酮症，对孕妇和胎儿产生不利影响。

碳水化合物：占每日摄入总能量的50%～65%，每日碳水化合物不应低于150克。尽量避免食用蔗糖等精制糖；优先选择血糖生成指数低的食物。可采用碳水化合物计算法、食品交换份法或经验估算法，监测碳水化合物的摄入量。仅考虑碳水化合物总量时，血糖指数和血糖负荷可能更有助于血糖控制。

蛋白质：应占每日摄入总能量的15%～20%，以满足孕妇妊娠期生理调节及胎儿生长发育之需。

脂肪：应占每日摄入总能量的20%～30%，适当限制饱和脂肪酸含量高的食物（不应超过总摄入能量的7%），如动物油脂、红肉类、椰奶、全脂奶制品等。单不饱和脂肪酸，如橄榄油、山茶油等，应占脂肪供能的1/3以上。减少反式脂肪酸的摄入量，以降低低密度脂蛋白胆固醇的水平、增加高密度脂蛋白胆固醇的水平。

膳食纤维：是不产生能量的多糖，每日摄入量应为25～30克。富含膳食纤维的食物有燕麦片、荞麦面、新鲜蔬菜、水果、藻类、海带、紫菜、豆类、魔芋粉等，能延缓餐后血糖上升幅度、改善葡萄糖耐量和降低血胆固醇。

维生素、矿物质：孕期铁、叶酸和维生素D的需要量增加了1倍；钙、磷、维生素$B_1$、维生素$B_6$的需要量增加了33%～50%；锌、维生素$B_2$的需要量增加了20%～25%；维生素A、维生素$B_{12}$、维生素C，硒、钾、生物素、烟酸和每日总能量的需要量增加了18%左右。孕期可增加富含这些维生素、矿物质的食物，如瘦肉、鸡肉、鸭肉、鱼、虾、奶、新鲜水果和蔬菜等。

餐次的合理安排：少量多餐、定时定量进餐有助于减小血糖波动。早、中、晚三餐的能量应分别控制在每日摄入总能量的 10%～15%、30%、30%。每次加餐的能量可以占 5%～10%，避免餐前饥饿。营养师制定的个体化医学营养方案需与内分泌专科医生制定的胰岛素方案密切配合，防止食物与胰岛素不匹配发生低血糖。个体化饮食方案可结合文化背景、生活方式、经济条件、认知水平等综合考虑，以提高可行性。

## 22. 妊娠期糖尿病的运动疗法怎么做？

运动的作用：运动可降低孕期胰岛素抵抗。餐后 30 分钟可以做些中等强度的运动。

运动的方法：可选择低至中等强度的有氧运动，大肌肉群参加的持续性运动，如步行。

运动的时间：可从 10 分钟开始，逐步延长到 30 分钟，必要时中间可休息。

运动的频率：适宜的频率为 3～4 次 / 周。

## 23. 妊娠期糖尿病孕妇运动时需要注意什么？

（1）检查心电图排除心脏问题，并发症检查排除糖尿病大血管和微血管并发症。

（2）以下情况不适合运动：1 型糖尿病合并妊娠、心脏病、视网膜病变、多胎妊娠、宫颈机能不全、先兆早产或流产、胎儿生长受限、前置胎盘、妊娠期高血压等。

（3）预防低血糖反应和延迟性低血糖：餐后30分钟运动，每次运动30～40分钟，运动后休息30分钟。血糖＜3.3 mmol/L或＞13.9 mmol/L时停止运动。运动时随身携带饼干或糖果，有低血糖征兆要及时加餐预防。

（4）孕期运动应有专业医学运动教练指导，运动期间若出现以下情况应及时就医：腹痛、阴道流血或流其他不明液体、憋气、头晕眼花、严重头痛、胸痛、肌无力等。

（5）使用胰岛素的糖友，清晨空腹未注射胰岛素的情况下不宜运动。

## 24. 妊娠期糖尿病需要用降糖药吗？

大多数妊娠期糖尿病可以通过生活方式的干预控制血糖，使血糖达标，不能达标的妊娠期糖尿病者应在内分泌专科医生建议下采用药物治疗，一般首选使用胰岛素来控制血糖。

糖尿病合并妊娠者，一般建议妊娠期、哺乳期，均使用胰岛素治疗。

## 25. 孕妇可以吃二甲双胍吗？

有研究证实，妊娠期糖尿病者使用二甲双胍比使用胰岛素体重增加少；出现低血糖的现象少；巨大儿少；新生儿低血糖少；其他安全性类似。

2016年美国糖尿病学会指南推荐，一些较轻的妊娠期糖尿病者使用二甲双胍可以使血糖达标，要由内分泌专科医生根据个人健康档案、血糖水平及有无禁忌证，判断能否使用。但国内一般暂不推荐孕期使用二甲双胍。

## 26. 孕妇能用哪些胰岛素？

根据我国妊娠合并糖尿病诊治指南（2014 年版）推荐孕妇能用的胰岛素有：

超短效人胰岛素类似物：门冬胰岛素已被我国国家食品和药品监督管理局（SFDA）批准可用于妊娠期。它起效迅速，药效维持时间短，可降低餐后血糖。

短效胰岛素：起效快，易于调整剂量。妊娠期可以使用。

中效胰岛素：起效慢，药效持续时间长，降低血糖的强度低于短效胰岛素。妊娠期可以使用。

长效胰岛素类似物：如地特胰岛素，已经被 SFDA 批准应用于妊娠期，可控制夜间血糖和餐前血糖。

甘精胰岛素尚未批准用于孕妇。备孕或孕期起始的基础胰岛素治疗不宜用甘精胰岛素。

## 27. 孕期血糖如何监测及检查？

应鼓励所有妊娠合并糖尿病的准妈妈监测血糖，包括空腹血糖、餐前血糖、餐后血糖及夜间血糖。控糖目标需结合糖妈妈的依从性及认知能力综合考虑，在保证安全的前提下，尽可能全部达标。

自我血糖监测是孕期最常用的监测血糖手段。新诊断的高血糖孕妈妈、血糖控制不良或不稳定的孕妈妈、妊娠期使用胰岛素治疗的孕妈妈，每天应该自己监测指血糖 7 次：空腹血糖、早餐后 2 小时血糖、午餐前血糖、午餐后 2 小时血糖、晚餐前血糖、晚餐后 2 小时血糖、夜间血糖。餐前血糖一般餐前 30 分钟监测。不需要胰岛素治疗的孕妈妈，在随诊时建议每周至少监测 1 次全天指血糖，包括空腹血糖及三餐后 2 小时血糖，共 4 次。

连续血糖监测是指血糖监测方法的有益补充。可发现不可预知的低血糖或高血糖，可用于血糖控制不理想的孕前糖尿病或血糖明显异常而需要加用胰岛素的妊娠期糖尿病孕妇。

糖化血红蛋白能反映最近 2～3 个月的平均血糖水平。对孕前糖尿病孕妇，糖化血红蛋白可作为孕期血糖监测的辅助手段。应用胰岛素治疗的糖尿病孕妇，推荐每 2 个月检测 1 次糖化血红蛋白。对妊娠期糖尿病孕妇，糖化血红蛋白多用于初次评估，常规检测糖化血红蛋白目前在妊娠期糖尿病的治疗中只起非常小的作用。有些孕妈妈虽然诊断为妊娠期糖尿病，但不确定是 1 型还是 2 型糖尿病，检测糖化血红蛋白可帮助分型并指导治疗糖尿病。

尿酮体检查：妊娠期监测尿酮体，有助于发现饮食中碳水化合物或能量摄取的不足，也是早期筛查糖尿病酮症酸中毒的一项敏感指标。妊娠期出现不明原因的恶心、呕吐、乏力等不适症状或血糖控制不理想时应及时监测尿酮体。妊娠期妇女肾糖阈降低，血糖正常时也可以出现糖尿。妊娠期尿糖阳性并不能真正反映血糖水平，不建议将尿糖作为妊娠期的诊断糖尿病的指标。

## 28. 妊娠期糖尿病要注意哪些病症的监测及检查?

（1）妊娠期高血压的监测：每次孕检时应检查血压及尿蛋白，预防子痫前期。

（2）B超检查：了解羊水量，预防羊水过多。

（3）糖尿病酮症酸中毒的监测：妊娠期出现不明原因的恶心、呕吐、乏力、头痛甚至昏迷，注意检查血糖和尿酮体，谨防酮症酸中毒。

（4）感染的监测：监测孕妈妈有无白带增多、外阴瘙痒、尿急、尿频、尿痛等表现。定期检查尿常规。

（5）甲状腺功能及抗体监测：预防甲状腺功能亢进症或甲状腺功能减退症。

（6）其他并发症的监测：孕妈妈若有糖尿病微血管病变，应在妊娠早、中、晚期3个阶段分别进行肾功能、眼底检查和血脂的检测。

妊娠期糖尿病确诊时应查血脂，若血脂异常需要定期复查。

## 29. 妊娠期糖尿病妈妈产后能恢复正常吗?

国际糖尿病联盟2017年发布的《全球糖尿病地图（第8版）》中指出：孕前正常，怀孕6个月时做糖尿病筛查发现的妊娠期糖尿病的妈妈，一般生完孩子，有90%的人会恢复正常；少数为空腹血糖受损、糖耐量减低或糖尿病。但这些妈妈是2型糖尿病的高危人群，有一半的人在未来5～10年会发展为 2 型糖尿病。

妊娠期糖尿病的妈妈生的宝宝，也可能有肥胖和发展为 2 型糖尿病的风险。

## 30. 妊娠期糖尿病妈妈产后怎么看是否恢复正常？

孕期诊断为妊娠期糖尿病，而非妊娠期发现的显性糖尿病的孕妇，生完孩子后，多数人能恢复正常；少数为空腹血糖受损、糖耐量减低或糖尿病。

产后先查空腹血糖，若空腹血糖正常；产后 6～12 周去医院内分泌科，做 OGTT 复查血糖情况。由医生根据结果判断当前状态是糖代谢正常、空腹血糖受损、糖耐量减低还是糖尿病。

当前状态为糖代谢正常，说明妊娠期糖尿病在产后已恢复正常，产后 1 年复查 OGTT，评估糖代谢状态。无高危因素者，以后每 2～3 年复查一次 OGTT。定期复查血压、血脂等代谢指标，按需复查眼底、肾功能、甲状腺功能等。

当前状态为空腹血糖受损和／或糖耐量减低，则确诊为糖尿病前期。需要长期通过饮食、运动控糖，定期监测血糖。

当前状态为糖尿病。需进一步做胰岛细胞抗体、胰岛素释放试验等检查，评估胰岛功能，明确糖尿病分型，开始规范化治疗。

## 31. 怀头胎时有妊娠期糖尿病，怀二胎时需要提前预防吗？

孕妈妈生二胎比生头胎更容易得妊娠期糖尿病。因为生

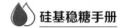

二胎时，孕妈妈年龄更大了，超过 30 岁生孩子的人容易得妊娠期糖尿病。

父母兄弟姐妹有糖尿病，说明有家族史、遗传史，是糖尿病高危人群。爷爷、奶奶、姥爷、姥姥有糖尿病，遗传性相对小，但也是一个风险因素。妊娠期血糖比较容易高，需要提前预防。

有糖尿病家族史、妊娠期糖尿病史、巨大儿分娩史等，都是 2 型糖尿病的危险因素。综合这些原因，再次妊娠和以后生活中都需要注意预防糖尿病。

### *32.* 妊娠期糖尿病妈妈和孕前糖尿病妈妈围产期需要注意哪些？

孕期尤其是孕后期，胰岛素抵抗会越来越明显，使用胰岛素的妊娠期糖尿病妈妈胰岛素剂量可能需要增加。但预产期前后，胰岛素敏感性会大大增加，尤其是胎盘剥离出来后，胰岛素剂量可能需要减到很少。要多监测血糖，由医生随时调整胰岛素剂量。

### *33.* 妊娠期糖尿病妈妈和孕前糖尿病妈妈哺乳期需要注意哪些？

哺乳期，糖妈妈最担心的主要有两点：①血糖不好，母乳中糖分含量较高，宝宝吃了不利健康；②口服降糖药或胰岛素通过乳汁影响宝宝健康。

糖妈妈哺乳期可以用的降糖方式有：

血糖达标的妊娠期糖尿病（GDM）妈妈可单纯通过饮食、

运动控制血糖；孕前糖尿病（PGDM）妈妈若有需要可继续使用胰岛素控糖，一般不宜服用口服降糖药；多监测指血糖可以更好地监测血糖水平，维持血糖稳定。

只要听医生的话，由医生根据自己的实际情况，选择正确的控糖方式，血糖基本可以控制在达标范围内。血糖偶尔稍微高一点是允许的，正常母乳喂养不会影响宝宝健康。

鼓励妊娠期糖尿病或孕前糖尿病妈妈母乳喂养，但应考虑到母乳喂养可能影响妈妈的血糖，后者反过来又会影响乳汁成分。

由于母乳的营养及免疫学特性，母乳喂养可能减少儿童肥胖的发生率。但与正常母亲比较，妊娠期糖尿病或孕前糖尿病妈妈的乳汁中葡萄糖浓度及能量可能更高，尚未确定是否具有类似效果。

鼓励妊娠期糖尿病或孕前糖尿病妈妈哺乳期严格控制血糖。对于使用胰岛素的妊娠期糖尿病或孕前糖尿病妈妈，虽研究较少，但未发现哺乳或不哺乳对胰岛素剂量有影响。

## 34. 糖友能吃避孕药吗？

年轻女性糖友不计划怀孕时，可能会选择口服避孕药。这些药雌激素含量很高，雌激素对血糖有一定的影响，不建议糖友吃避孕药。有避孕需求可以选择别的方式。

## 35. 糖友可以怀孕吗？

计划怀孕的糖友、糖耐量减低和/或空腹血糖受损的女性都应进行一次专业的健康咨询，尤其是糖尿病、糖尿病前期（空腹血糖受损和／或糖耐量减低）及曾是妊娠期糖尿病的女性。

孕前有糖尿病的女性，需要了解妊娠可能对糖尿病及健康带来的影响。孕期需积极控制血糖。控制目标较严格，因此可能增加出现低血糖的风险，尤其是孕早期。早孕反应，如晨起恶心、呕吐、进食减少，也增加低血糖的风险，需要每日规律监测血糖。

已发生糖尿病慢性并发症的女性患者，如糖尿病视网膜病变或糖尿病肾病的女性，孕期这些病变可能加重。孕前必须进行化验检查及评估，并且在孕后每一次随访时再次复查及评估。

已并发严重心血管病变、肾功能减退、增生性视网膜病变的糖友不适合要小孩。

糖尿病肾病较轻的糖友，若 24 小时尿蛋白定量＜ 1 克，肾功能正常，可以怀孕。

糖友血糖控制达标（不用胰岛素的糖友，糖化血红蛋白＜ 6.5%；用胰岛素的糖友，糖化血红蛋白＜ 7%），没有糖尿病并发症或并发症较轻，已经控制稳定，没有增殖期视网膜病变、严重肾病等，可以怀孕。

## 36. 为什么妊娠期更容易发生酮症？

糖妈妈孕期血糖轻度升高（不到 11.1 mmol/L 甚至更低），也可发生酮症，而且发生速度比非孕期快。

常见的诱因有：感染，其中尿路感染、肺部感染最常见；妊娠期糖尿病未及时诊断、治疗；妊娠期间没有遵医嘱规范使用胰岛素，自己停用胰岛素；妊娠期饮食不合理等。

糖妈妈平时需要多喝水，规范治疗，预防高血糖；规律监测血糖，预防感染。

## 参考文献

［1］DODD J M, CROWTHER C A, ROBINSON J S. Dietary and lifestyle interventions to limit weight gain during pregnancy for obese or overweight women: a systematic review. ［J/OL］. Acta Obstetricia Et Gynecologica Scandinavica, 2011, 87（7）: 702-706［2020-12-24］. https: //doi. org/10. 1080/00016340802061111.

［2］FRANZ M J, BOUCHER J L, GREEN-PASTORS J, et al. Evidence-Based Nutrition Practice Guidelines for Diabetes and Scope and Standards of Practice［J/OL］. Journal of the American Dietetic Association, 2008, 108（4 Suppl 1）: S52-58［2021-12-24］. https: //doi. org/10. 1016/j. jada. 2008. 01. 021.

［3］RASMUSSEN K M, YAKTINE A L. Weight Gain During Pregnancy: Reexamining the Guidelines［M/OL］. Washington, D. C. : National Academies Press （US）, 2009: 71-263［2020-12-28］. https: //doi. org/10. 17226/12584.

［4］GAVARD J A, ARTAL R. Effect of exercise on pregnancy outcome［J/OL］. Clin Obstet Gynecol, 2008, 51: 467-480［2020-12-28］. https: //doi. org/10. 1097/GRF. 0b013e31816feb1d.

［5］DORNHORST A. A comparison of glyburide and insulin in women with gestational diabetes mellitus ［J/OL］. Diabet Med, 2001（Suppl）:

312–314［2020–12–30］. https：//doi. org/10. 1046/j. 1464–5491. 2001. 00001–6. x.

［6］LANGER O, YOGEV Y, XENAKIS E M J, et al. Insulin and glyburide therapy：Dosage, severity level of gestational diabetes, and pregnancy outcome［J/OL］. Am J Obstet Gynecol, 2005, 192（1）：134–139 ［2020–12–30］. https：//doi. org/10. 1016/j. ajog. 2004. 07. 011.

［7］LORD J M, FLIGHT I H K, NORMAN R J. Insulin–sensitising drugs （metformin, troglitazone, rosiglitazone, pioglitazone, D–chiro– inositol）for polycystic ovary syndrome［J/OL］. Cochrane Database Syst Rev, 2003（3）：CD003053［2021–1–17］. https：//doi. org/10. 1002/14651858. CD003053.

［8］杨慧霞. 妊娠合并糖尿病：临床实践指南［M］. 2版. 北京：人民卫生出版社, 2013：1–337.

［9］NANOVSKAYA T N, NEKHAYEVA I A, PATRIKEEVA S L, et al. Transfer of metformin across the dually perfused human placental lobule ［J/OL］. Am J Obstet Gynecol, 2006, 195（4）：1081–1085 ［2021–1–23］. https：//doi. org/10. 1016/j. ajog. 2006. 05. 047.

［10］ROWAN J A, HAGUE W M, GAO W, et al. Mefformin versns insulin for the treatment of gestational diabetes［J/OL］. N Engl J Med, 2008, 358（19）：2003–2015［2021–1–30］. https：//doi. org/10. 1056/NEJMoa0707193.

［11］BALANI J, HYER S L, RODIN D A, et al. Pregnancy outcomes in women with gestational diabetes treated with metformin or insulin：a Case–control study［J/OL］. Diabet Med, 2009, 26（8）：798– 802［2021–2–18］. https：//doi. org/10. 1111/j. 1464–5491. 2009. 02780. x.

［12］SILVA J C，PACHECO C，BIZATO J，et al. Metformin compared with glyburide for the management of gestational diabetes［J/OL］. Int J Gynaecol Obstet，2010，111（1）：37–40［2021–2–15］. https：//doi. org/10. 1016/j. ijgo. 2010. 04. 028.

［13］MATHIESEN E R，KINSLEY B，AMIEL S A，et al. Maternal glycemic control and hypoglycemia in type 1 diabetic pregnancy：a randomized trial of insulin aspart versus human insulin in 322 pregnant women［J/OL］. Diabetes Care，2007，30（4）：771–776［2021–2–27］. https：//doi. org/10. 2337/dc06–1887.

［14］DI CIANNI G，VOLPE L，GHIO A，et al. Maternal metabolic control and perinatal outcome in women with gestational diabetes mellitus treated with lispro or aspart insulin：comparison with regular insulin［J/OL］. Diabetes Care，2007，30（4）：e11［2021–3–5］. https：//doi. org/10. 2337/dc06–2586.

［15］中华医学会妇产科学分会产科学组，中华医学会围产医学分会妊娠合并糖尿病协作组. 妊娠合并糖尿病诊治指南（2014）［J］. 中华妇产科杂志，2014，49（8）：561–569.

［16］中华医学会糖尿病学分会. 中国 2 型糖尿病防治指南（2020 年版）［J］. 中华糖尿病杂志，2021，13（4）：315–409.

［17］KIM C，BERGER D K，CHAMANY S. Recurrence of Gestational Diabetes Mellitus A systematic review［J/OL］. Diabetes Care，2007，30（5）：1314–1319［2021–3–6］. https：//doi. org/10. 2337/dc06–2517.

［18］International Diabetes Federation. Global Guideline on Pregnancy and Diabetes［S/OL］. Brussels：International Diabetes Federation，2009：4–24［2021–3–16］. https：//www. researchgate. net/

publication/210254837_Global_Guideline_on_Pregnancy_and_
Diabetes.

[19] 谢幸，孔北华 . 妇产科学 [ M ] . 9 版 . 北京：人民卫生出版社，
2018：105-110.

[20] 宁光 . 内分泌学高级教程 [ M ] . 北京：人民军医出版社，2011：
306-416.